学ぶ人は、
変えて
ゆく人だ。

目の前にある問題はもちろん、

人生の問いや、

社会の課題を自ら見つけ、

挑み続けるために、人は学ぶ。

「学び」で、

少しずつ世界は変えてゆける。

いつでも、どこでも、誰でも、

学ぶことができる世の中へ。

旺文社

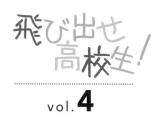

vol.**4**

高校生のための「**生き方の参考書**」

本番で あがらない 最高の 方法がある。

このリラックス法で
緊張がとけて心が楽になる。

監修　篠原広美

ウェル・カウンセリング・ルーム院長

旺文社

飛び出せ高校生！　シリーズ刊行のことば

「先生、どうでもいいんですよ。
生きてるだけで痛いんですよ。
ニーチェもフロイトもこの穴の埋め方は書かないんだ。」

ヨルシカ「ヒッチコック」
作詞・作曲　n-buna

　高校生は、進路や恋愛、友達関係、部活と悩みがいっぱいある時期です。友達や家族や先生に話したり、ネットやSNSで共有することが解決の助けになっている人もいると思います。そして音楽もひとつの力になっています。

　ヨルシカの楽曲「ヒッチコック」では、ニーチェもフロイトも力になってくれないと歌われましたが、わたしたち旺文社は出版社ですから、「本」でなんとかみなさんの役に立てないかな、と考えました。

　このシリーズはいわば高校生のための「生き方の参考書」です。みなさんにとって、一歩前へ出る勇気のきっかけになることを願い、このシリーズを「飛び出せ高校生！」と名付けました。

　「人間関係の悩み」「進路・進学の悩み」「心と身体の悩み」の3つの大切なことを、考える手助けをしていきます。

　この本では正解はわかりません。さまざまなことで悩んでいるみなさんの手助けができればいいな、と思っています。答えをみつけるのはみなさんです。この本で常識にとらわれない考えを知り、試行錯誤して答えを自分で出しながら、一歩でも前に進んでくれることを願っています。

　飛び出せ高校生！

株式会社旺文社　発行人　生駒大壱

はじめに

　皆さんは、あがらないように頑張り、努力をし続けてきたのではないでしょうか。結局、自分はダメだとあきらめかけている人もいるかもしれません。今まであがらない自分になろうと努力し過ぎていたのではないかと思います。皆さん、とても大変で辛かったことでしょう。"変わる"とは、無理に力を入れて、できないことを頑張るのではなく、今までのそのままの自分に、この本のメソッドをプラスしていくと考えてみてください。そのように考えると、重たかった一歩が踏み出せそうに思えませんか。

　全てのメソッドを行っても良いのですが、この中で自分に合うと思ったものをいくつか続けて実践してみることをおすすめします。本番で慌てないよう、日頃から繰り返し行うことで身についていきます。初めはうまくいかないか

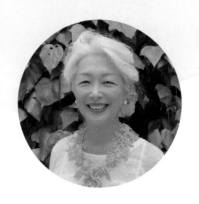

もしれませんが、あきらめずに続けてみてください。辛い
と思って続けるよりも、ホッとする、気持ち良い、楽しい
と感じることが続けられる秘訣です。それが、五感からの
快い刺激で、私は快刺激と呼んでいます。第一章から順に
読んでいいただくと徐々に身につけやすくなっていますが、
もし、お時間がなかったら、p.62の「基本メソッド③言
葉と体感でリラックスして自分を取り戻そう」を先に読ん
で実践してみてください。この本が皆さんの助けとなり、
学校を卒業した後もずっと愛読していただけることを願い
お届けします。

篠原 広美

あがること

こんな場面で困ってます！

試験 （受験）	学校行事 （体育祭・ 発表会など）	試合
定期テスト	授業中	登下校の 電車やバス
友達と話す	異性と話す	先生と話す

この本の読み方・使い方

STEP 1

まずは第1章からスタート

何から始めていいかわからない人は、
p.22〜の第1章（メソッド①②③）
を読んで、実際にやってみよう。

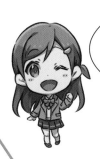

> あがってしまう理由を
> 知っておきたいなら、
> p.16〜を読んでね。

STEP 2

①本番間際は
　お守りがわりに

本番までに第1章（メソッド
①②③）ができるようになっ
たら、もう大丈夫。「どうして
も心配…」なら、p.90〜の第
2章（メソッド④⑤⑥⑦⑧）
を最後のお守りとして行って。

②日常から
　鍛えていこう

日々の生活からトレーニング
に取り組むことで、本番で"あ
がらなくなる"効果はぐーん
とアップします。p.112〜の
第3章（メソッド⑨⑩⑪⑫⑬）
に挑戦してみよう。

> いきなり第2章から
> 始めても思った効果は
> 得られないかも。
> 時間がなくても、メソッド
> ③だけは必ず試して！

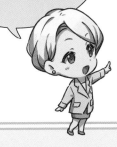

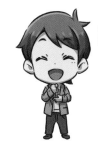

> メソッド①②③は
> ダウンロードして音声を
> 聞きながら使うと、
> 一人でも簡単に取り
> 組むことができるよ。

注意：各メソッドの効果には個人差があります。

この本の**5**つの特長

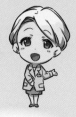

1
役立つメソッドは全部で13コ！

呼吸法、イメージトレーニング、リラックス法を中心に、"あがり"から自分を取り戻せるようになるメソッドを13コ紹介。"あがる"場面や体調に合わせて、気軽に試してみよう。

2
音声付きだから、すぐに取り組める！

実際に動きを試そうと思ったら、音声マーク付きの各メソッドのまとめページを見てみよう。p.9を参考にダウンロードすれば、篠原先生の声に合わせて気軽に行えます（メソッド①②③のみ）。

3
基本・緊急・日常の3本立てだからわかりやすい！

"あがり"で悩んでいるなら、ぜひ取り組んでほしい基本の第1章をはじめ、緊急時向けの第2章、日常生活で少しずつ取り組むのに最適な第3章など、状況に合わせて試しましょう。

4
自分と同じ具体的な悩みが見つかる!?相談室

"あがる"と一言で言っても、状況やあがり方は一人ひとり異なるもの。「教えて！篠原先生！」には、実際の高校生たちの悩みを10コ掲載。同じ悩みを抱えている人が見つかるかも!?

5
動作を通してできる"まとめページ"

メソッド①②③では、イラストをもとに動きを確認します。ある程度一人でできるようになったら、まとめページを台本代わりに通して行いましょう。自分のペースで行えると◎。

この本の音声について

 本書では、右のマークがある箇所は、音声を無料で
ダウンロードすることができます。
パスワードは agaranai（半角英字）です。

下記の専用サイトにアクセス、もしくは下のQRコードをご利用ください。

https://www.obunsha.co.jp/service/agaranai/

 下記の2つの方法からご利用になりたい方法を
選択し、画面の指示に従ってください。

1.PCにダウンロード
（パソコンに対応）

パスワードを半角英字でagaranaiと入力してログイン。「ダウンロード」ボタンをクリックしてください。音声ファイルはZIP形式にまとめられていますので、ファイルを解凍して、オーディオプレーヤーなどで再生してください。

2.WEBで再生
（スマートフォン・タブレットに対応）

聞きたい音声を選択すると、データをインターネットから読み込んで再生します。こちらの方法では、機器内に音声ファイルが保存されません。再生をするたびにデータをインターネットから読み込みますので、通信料にご注意ください。

注意！

- ダウンロードの音声の再生には、MP3を再生できる機器が必要です。
- スマートフォンやタブレットでは音声ファイルをダウンロードできません。パソコンで音声ファイルをダウンロードしてから機器に転送するか、「WEBで再生」をご利用ください。
- ご使用機器、音声再生ソフトなどに関する技術的なご質問には、旺文社は一切お答えすることができません。ハードメーカーもしくはソフトメーカーにお願いします。
- 本サービスは予告なく終了することがあります。

目次

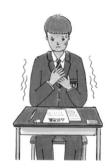

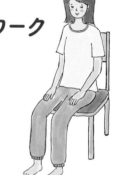

基本メソッド
第1章　本番前のルーチンワーク
～あがる前にすること～

22

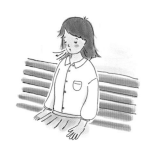
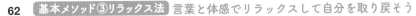
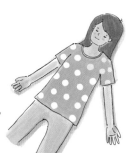
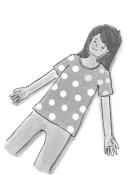

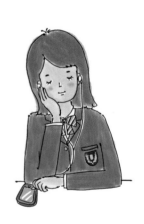

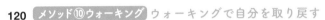
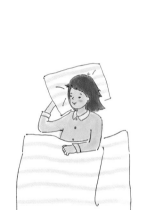
13

はじめる前に
しておきたいこと

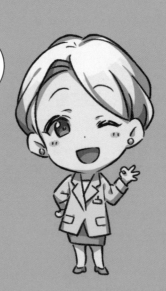

緊張するのは
普通のこと。
あがったっていいんです。

まずはあがる状態を理解しよう

15

あがるってどんな状態？

　あがった状態とは、心と体が過度に緊張している状態のこと。テスト本番や授業中の発表の場面などで、頭のなかでは「きちんとやらないと！」と思っていても、体が震えて頭が真っ白になったり、うまく声を出せなくなったりします。この本では、**心と体が緊張して神経がたかぶり、自分の意志ではコントロールできない状態を"あがる"と表現します。**

あがっている時、
頭ではこんな風に考えている？

- ☑ 完璧にやり遂げないと！

- ☑ みんなが見ている

- ☑ 絶対に失敗したくない！

- ☑ これまでがんばってきたんだから、
  成果を出したい

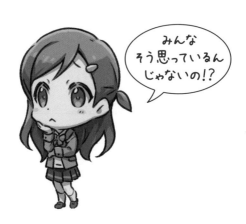

みんな
そう思っているん
じゃないの!?

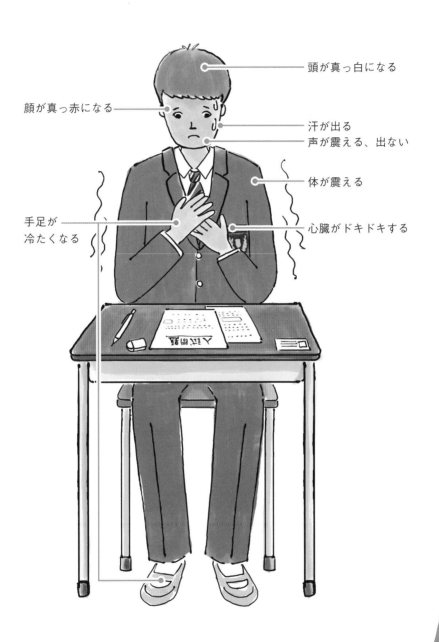

頭が真っ白になる

顔が真っ赤になる

汗が出る

声が震える、出ない

体が震える

手足が
冷たくなる

心臓がドキドキする

あがってしまうと、こんな状態に！

あがっている時、
体の中ではこんなことが起きている

　私たちの体内では、循環器や消化器、呼吸器などの活動を調整するために、自律神経が自分の意思とは無関係に24時間働き続けています。自律神経には活動する時に優位になる交感神経とリラックスした時に働く副交感神経があり、互いにバランスを取りながら体の状態を調節しています。**あがっている時は、体の中で交感神経が過度に働いている状態。**リラックスしようと思ってもうまく副交感神経が働かない過緊張状態になっています。

自律神経⋯⋯血圧、心拍数、体温、消化、代謝など体内の活動を調整している。

交感神経⋯⋯心拍数の増加、発汗などを引き起こし、ストレスの多い緊急事態の際に体の状態を整える。

副交感神経⋯⋯心拍数を減らし、血圧を低下させ、エネルギーを温存することで体を回復させる。

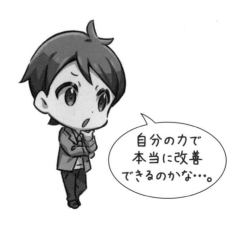

自分の力で
本当に改善
できるのかな…。

バランスがとれているのがいい状態

それぞれ反対の働きをする交感神経と副交感神経ですが、ふたつの神経がシーソーのように状況にあわせてうまく働くのが理想の状態です。あがっている状態は、交感神経側が過度に働いてもとに戻らない状態となります。

活動的な時

交感神経

副交感
神経

状況に合わせて
動くのがいい状態

リラックス
している時

交感神経

副交感
神経

あがっている状態は、
交感神経が過度に働いて、
もとに戻らない状態になっている

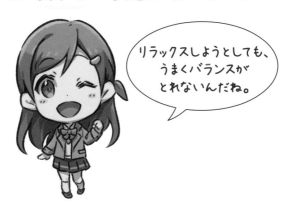

リラックスしようとしても、
うまくバランスが
とれないんだね。

どうしたら"あがり"をほぐせるの？

①心と体の緊張を日常からほぐしていけるように

　どうしたら"あがり"をほぐすことができるのでしょうか。**それには日常生活におけるリラックスがカギとなります。**現代に生きる私たちは、スマートフォンなどを見続けることで常にたくさんの情報に囲まれています。気づかないうちに緊張状態となっているのです。心の緊張をすぐにほぐすことは難しいですが、体をリラックスさせるための方法はいくつかあります。**まずは、日常的に体の緊張をほぐして、心の緊張も解いていきましょう。**体と心は密接につながっているのです。

②五感を感じていい状態に戻す練習を

　体をリラックスさせるために有効なのが、本書で紹介するメソッドです。どれも五感に意識を向けて行うことがポイントです。日常的に自分がリラックスしている、いい状態を五感で感じておくことで、あがってもいつものリラックスした自分へと戻せるようになります。

視覚　　触覚

聴覚　　　　嗅覚

味覚

③自分を変えようと意気込まないで、実験的な気持ちで行おう

あがり対策というと、"あがらない状態"を目指すと思いがちですが、実はそうではありません。**最終的には"あがっていても大丈夫"と思える自分になれば、これまでの恐怖から解放されるのです。**しかし、最初からいきなり理想的な姿を目指すのはプレッシャーにもなりかねません。「とにかく結果を出そう！」という意識ではなく、**呼吸法やイメージトレーニングなどの方法を「これをやってみたらどうなるだろう？」という実験的な気持ちで行ってみましょう。今までの自分に新しい見方や感じ方を加えていくことが大切なのです。**まずは「失敗してもOK」という気持ちで、気軽に実験するつもりで取り組んでみましょう。

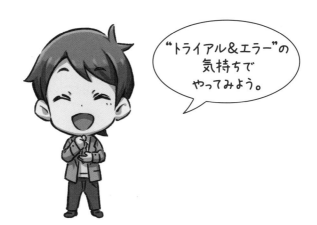

"トライアル＆エラー"の気持ちでやってみよう。

p.22〜のメソッドがキミの助けになる！

第1章

基本メソッド
本番前の
ルーチンワーク
〜あがる前にすること〜

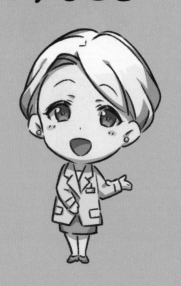

基本メソッドはこの**3つ**！

基本メソッド**❶**

呼吸法……p.28

基本メソッド**❷**

イメージトレーニング……p.42

基本メソッド**❸**

リラックス法……p.62

共通

基本の姿勢を知ろう

基本メソッドに入る前に、まずはメソッドを行う
環境と基本の姿勢について知っておこう。
姿勢が身につくと、
メソッドをスムーズに行うことができるよ。

自分が落ち着ける
空間が大事！

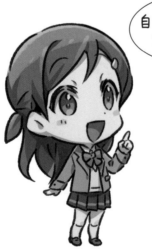

実践するならこんな環境がおすすめ

　大切なのは、自分が心地よいと思える場所で行うこと。「絶対にこうでなければならない」という思いにとらわれず、まずはできる環境で始めてみましょう。メソッドに慣れてくると、いつの間にかどんな環境でも行えるように！

Point 1
明るすぎず、暗すぎない場所で

陽がさんさんと差し込む部屋や、真っ暗な場所はできれば避けよう。間接照明のようなやわらかな明るさで、リラックスできる空間が◎。

Point 2
自分が落ち着く空間で

できれば、最初は音の静かな場所がベスト。ほかの人があまり出入りせず、落ち着いてメソッドに取り組める空間を選ぼう。

Point 3
時間帯や室温は気にしなくてもOK

時間帯や室温はそこまで気にしなくても大丈夫。自分がメソッドを行いやすい時間帯が一番。室温も自分が過ごしやすい室温ならOK！

基本の姿勢を知ろう！

まずは椅子に座って、メソッドの基本となる姿勢を身につけましょう。
自分が座りやすい椅子を選ぶと、メソッドに集中しやすくなります。

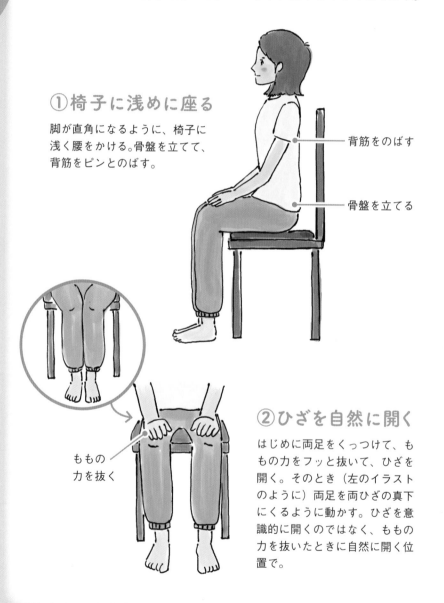

①椅子に浅めに座る

脚が直角になるように、椅子に
浅く腰をかける。骨盤を立てて、
背筋をピンとのばす。

背筋をのばす

骨盤を立てる

②ひざを自然に開く

はじめに両足をくっつけて、も
もの力をフッと抜いて、ひざを
開く。そのとき（左のイラスト
のように）両足を両ひざの真下
にくるように動かす。ひざを意
識的に開くのではなく、ももの
力を抜いたときに自然に開く位
置で。

ももの
力を抜く

③基本姿勢の完成

肩に力を入れてぐっと上に上げ、力を抜いてストンと落とす。首をゆっくりとまわしたら、基本姿勢の完成。

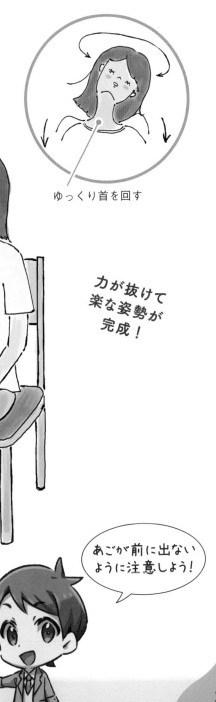

ゆっくり首を回す

肩上げてストンと下げる

手は太ももの上に

力が抜けて楽な姿勢が完成！

あごが前に出ないように注意しよう！

01

呼吸法で
自分を
取り戻そう

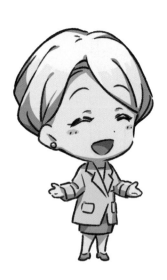

呼吸を意識
することで、自分の
心も体も整えましょう。

呼吸法を行うとどんな効果があるの?

　私たちは、毎日意識せずに呼吸しています。でも、日常的に呼吸法を取り入れるようにすると、緊急な場面でも安心していつもの自分が取り戻せるのです。

あがってもすぐに自分を取り戻せる!

緊張すると、呼吸は浅くなりがち。吸う、吐くに意識を向けた呼吸法をゆっくりと行うと、リラックスすることができる。

いつでも落ち着いていられる

日ごろから呼吸法をマスターしておくと、あがりそうな場面に限らず、突然驚くような出来事に直面しても、パニックにならずに落ち着いて対応できる。

心だけではなく、体も整う

呼吸法は心を落ち着かせるのに有効なだけでなく、体を整えることもできる。

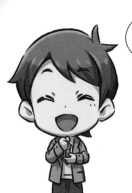

早くできるようになりたい!

そもそも呼吸ってなに?

どうやって呼吸をしてるの?

　起きている状態で1分間に約15回、1日に換算すると2〜3万回もしている呼吸は、体にとってなくてはならない働き。無意識のうちに行っている呼吸は、意識することで速めることも遅くすることもできる。

　脳には呼吸を管理するコンピューターのような場所（呼吸中枢）があって、リズミカルに胸のまわりの筋肉に指令を出すことで、常に呼吸をするように働きかけている。

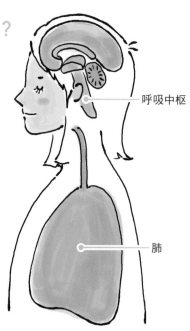

呼吸中枢

肺

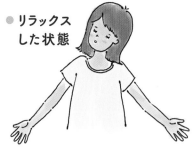

● **リラックス
した状態**

● **不安な状態**

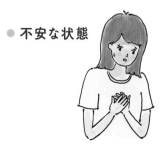

呼吸と自律神経の
つながり

　呼吸は酸素を取り込んで二酸化炭素を排出する働きのほかに、自律神経にも大きな影響を与える。

　人は緊張すると交感神経が高まり、無意識のうちに呼吸が浅くなる。しかし、深くゆっくりと呼吸をすることによって副交感神経が高まり、心身ともにリラックスした状態になる。意識的に深い呼吸をする＝緊張を鎮めてリラックスすることへとつながる。

吸うのは鼻から？ 口から？

　呼吸を吸う時には、口呼吸よりも鼻呼吸がおすすめ。鼻腔（鼻の穴の奥）を通ることで、リラクセーション効果が期待でき、また、鼻の奥は脳の底部と接しているため、鼻から入った空気が脳をクールダウンさせるという働きもある。

　ただし、息を吐くときは鼻からでも口からでもＯＫ。口から吐く場合は、口をすぼめて「フーッ」とゆっくり吐くイメージで。やりやすいほうで行いましょう。

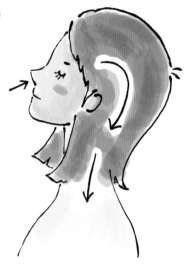

鼻呼吸は優秀！

　鼻の内側の粘膜には、空気中のごみや細菌を取り除くフィルターのような働きがある。さらに、取り入れた酸素に適度な湿気を与えて、温度も調整してくれる。

　鼻呼吸をすると、脳と体が活動しやすくなり、集中力もアップするといわれている。

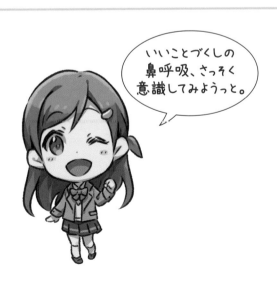

いいことづくしの鼻呼吸、さっそく意識してみようっと。

呼吸法を行うときのポイント

- 長さにとらわれず、
  とにかく楽なリズムで行おう。

- ほかの考えが浮かんでも、
  つねに呼吸に意識を向けよう。

- 新鮮な空気をいっぱいに
  吸い込んでいるイメージで行おう。

- 慣れるまでは、音声誘導（p.38参照）
  を取り入れるとやりやすくなる。

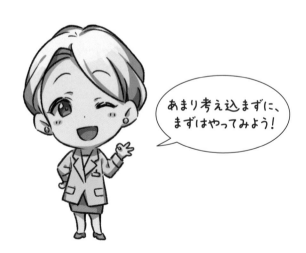

あまり考え込まずに、
まずはやってみよう！

実際にやってみよう！

　それでは、呼吸法にチャレンジしてみましょう。基本の姿勢（p.26）を参考に、はじめは椅子に座るところから。日常的に行うことで、いつでもどこでも瞬時にできるようになります。p.35～は寝た姿勢もご紹介。自分に合った姿勢で行いましょう。

ボール編 ※基本姿勢（p.26参照）からスタート

①目を閉じて、おなかから息を吐く

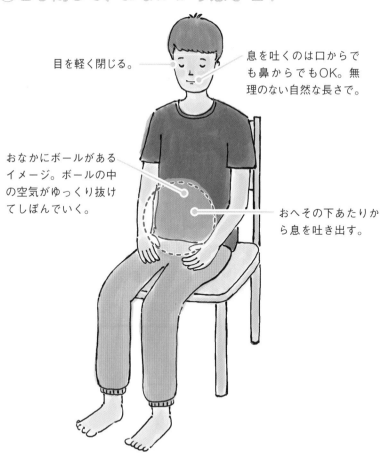

目を軽く閉じる。

息を吐くのは口からでも鼻からでもOK。無理のない自然な長さで。

おなかにボールがあるイメージ。ボールの中の空気がゆっくり抜けてしぼんでいく。

おへその下あたりから息を吐き出す。

②鼻から息を吸って、おなかをふくらませる

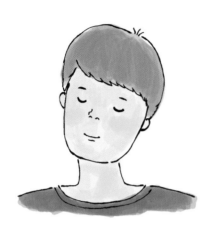

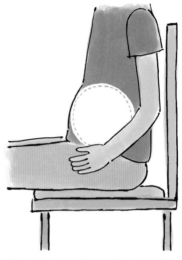

新鮮な空気が鼻から入っていく
イメージで、ゆっくりと息を吸う。

おなかにあるボールが、少しずつ
ふくらんでいくようなイメージを
思い浮かべる。

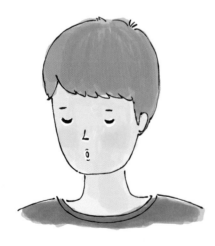

③息をゆっくりと吐き、呼吸を繰り返す

おなかのボールがしぼんでいく様
子をイメージしながらゆっくりと
息を吐く。吸うときよりもできる
だけ長く息を吐き出す。吐き出し
たら②に戻り、呼吸を繰り返す。
呼吸を徐々に元のペースに戻し、
ゆっくりと目を開ける。

※息を吐くときは、口でも鼻でもOK。

※寝た姿勢からスタート

①目を閉じておなかから息を吐く

横になり、腕を体から離し、両脚をやや開いて、力を抜き、目を閉じる。
おなかの中にたまっている空気を吐き出す。　　※息を吐くときは、口でも鼻でもOK。

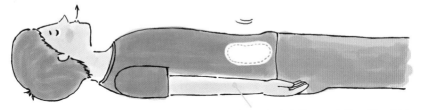

だらんと力を抜いて身体の横に置く

②鼻から息を吸って、おなかをふくらませる

鼻からゆっくりと息を吸って、おなかをふくらませる。
おなかの中のボールがふくらんでいく様子をイメージする。

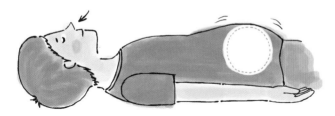

③息を吐く。繰り返して元のリズムに戻す。

おなかの中のボールがしぼんでいく様子をイメージしながら、
ゆっくりと息を吐く。②③を繰り返し、徐々に元の呼吸のリズムに戻していく。

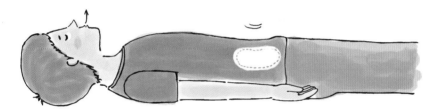

もっと知りたい！
コラム

ため息は
体からのサイン

　一般的にネガティブな印象が強い"ため息"は、実は体からのサイン。**心配事や悩みを抱えていたり、作業に集中して体がこわばっていたりする時にため息がでやすくなる**といわれています。そんな時は呼吸も浅く、血管が収縮しているため、自律神経も不安定に…。

　でも、**ため息をつくことで、浅くなっていた呼吸が深くなり、酸素の供給量もアップ。**何気なくついているため息だけど、実は自分で自分をリラックスさせようとする素晴らしい働きなのです。

　ため息が出たときは、心と体の緊張をほぐすベストタイミング。呼吸法をして、気づかずに抱えがちなストレスを解消しましょう。

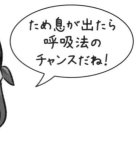

ため息が出たら
呼吸法の
チャンスだね！

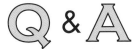

HELP 呼吸法にまつわる Q&A

Q いろんな考えが頭に浮かんで集中できない！

A 集中できないときは一度呼吸法を休もう

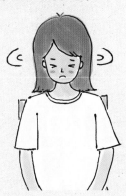

呼吸法をしたいのに、周りの環境が気になったり、その日にあった出来事が浮かんできたりして集中できないことも。そんなときは思い切って呼吸法をいったんストップ！ 落ち着いてきたなと思ったら、再び挑戦すればよいのです。

Q ゆっくりと長く呼吸するのが難しい…。

A 一度姿勢を見直してみよう

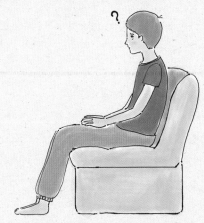

座っている時の背中が丸まっているなど、姿勢が悪いと呼吸が浅く、速い呼吸になりがちです。まずは姿勢を正してみましょう。力を抜いてリラックスをして、骨盤を立てるように座ります（p.26の基本の姿勢参照）。それでも難しい場合には、呼吸をしながら「1、2、3…」と数を数えるのもおすすめ。自分のペースであせらずに呼吸を繰り返すことで段々コツがつかめるようになるはず。

先生の声を聞きながら
やってみるのもオススメ

まとめ
～1人で通してチャレンジしてみよう～

● ボール編 （agaranai1.mp3）

それでは目を軽く閉じて、呼吸に意識を向けていきます。

まずは、おなかの中にたまっていた息をフーッと全部吐ききります。

吐く息は口からでも鼻からでも構いません。

吐ききったら今度は鼻からスーッと息を吸い込んで、普段の呼吸より
も少しゆっくりと吸う息と吐く息だけに意識をむけていきます。

出来るだけながーく息を吐いていきます。

鼻からスーッと息が入ってきておなかがふくらんでいきます。

おなかにボールが入っているように、鼻から息を吸い込むと、

おなかの中のボールがふくらんでいきます。

吐く息でボールがゆっくりとしぼんでいきます。

ご自分のペースでゆっくりと何度かこの呼吸を繰り返していきます。

鼻からスーッと息が入ってきてボールがふくらんで、

吐く息でボールがゆっくりとしぼんでいきます。

鼻からスーッと息が入ってきてボールがふくらんで、

吐く息でボールがゆっくりとしぼんでいきます。

それでは、呼吸を普段の呼吸のリズムに戻していきます。

元のリズムに戻したら、ゆっくりと目を開けていきます。

● 体のリラックス編 （agaranai2.mp3）

それでは目を軽く閉じて、呼吸に意識を向けていきます。

まずは、おなかの中にたまっていた息をフーッと全部吐ききります。

吐く息は口からでも鼻からでも構いません。

吐ききったら今度は鼻からスーッと息を吸い込んで、普段の呼吸よりも
少しゆっくりと、吸う息と吐く息だけに意識をむけていきます。

新鮮な空気がスーッと体の中に入ってきて体の中にたまっていた

イヤなものが吐く息とともに体の外側に出ていきます。

呼吸をするたびに、新鮮な空気が体全体に入ってきて

体のすみずみにまで、いきわたっていきます。

呼吸をするたびに、体の力がスーッと抜けて、

体全体がリラックスしていきます。

呼吸をするたびに、頭のてっぺんから足の先まで、

リラックスがスーッと広がっていきます。

今度は首から肩、腕全体がスーッとリラックスしていきます。

体の前面がスーッとリラックスしていきます。

今度は体の後ろ側、背中から腰、お尻までがスーッと

リラックスしていきます。

今度は脚の前面が、ももから足の指先までスーッとリラックスしていきます。

今度は脚の後ろ側、ももの後ろからふくらはぎ、かかとを通って

足の裏までスーッとリラックスしていきます。

呼吸をするたびに、スーッと全身がリラックスしていきます。

呼吸をするたびに、気持ちもゆったりと落ち着いていきます。

呼吸をするたびに、体も心も心地よーくゆったりとリラックスしていきます。

呼吸をするたびに、体も心も全身がスーッと気持ちよーく

リラックスしていきます。

この心地良さをしばらく味わっていましょう。

消去動作　詳しくはp.70を参照。（そのまま寝る場合は省いてよい）

はい、それでは、親指を中に握りこぶしを作ってそのまま、

グーッと握ってパー、グーッと握ってパー、グーッと握ってパー。

今度は胸の前にグーッと引き付けて、突き出してパー。

グーッとしてパー、グーッとしてパー、グーッとしてパー。

今度はバンザイをするように両手を上げて、大きく伸びをして、

深呼吸をしながら手をゆっくり下ろして目を開けていきます。

入学試験で実力が出せません。

今まで受験でうまくいったことがありません。
本番のときにガタガタになってしまいます。
すごくあがってしまって、問題文を何度読んでも、
頭に入ってこないのです。いつも時間が足りなくなって、
目の前が真っ暗になります。
次の受験が心配でなりません。
いくら勉強しても本番でダメなのならば、
勉強する意味もないと落ち込んでいます。

イメージ力をプラスに生かして

今まで受験でうまくいかなかったことを
何度もイメージしてしまったのですね。
そのイメージが現実化してしまったのでしょう。
あなたは、本来はイメージ力があるので、
それがマイナスの方に働いてしまったのだと思います。
メソッド①②③で、心がリラックスすることを何度も実感し、
その状態を日常化させて、リラックスしながら
問題を読む練習をしてみましょう。
うまくできたことを積み重ねると本番でも
落ち着いてできるようになります。

みんなの前で話ができません。

授業中に、立って国語の教科書を読むこともつらいです。
ましてや人前で話をすることなんてできません。
無理に話をすると、自分が何を言っているのか
わからなくなってきます。立って話していると
自分が斜めになっている感じがします。
自分が遠く離れてしまっている感じです。
こんなことすらできなくて、社会に出られるのか心配です。

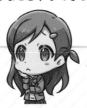

意識を自分の中に向けてみて

みんなの前で注目をされるとあがってしまいますよね。
気持ちが自分に向くよりも、人の方に行ってしまうのだと思います。
まずは、呼吸法で自分が落ち着くことを実感してみましょう。
そして、**特に体の上半身の力を抜くことで、**
姿勢もまっすぐに保てるようになるはずです。
常に意識が自分の中にある、
外に出ていかないように踏み止まる感覚がわかると、
落ち着いて目の前のことに集中できるようになります。

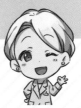

02

イメージトレーニングで自分を取り戻そう

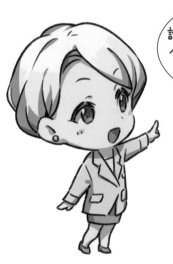

誰でも無意識のうちに
イメージをしているもの。
難しく考えないで。

こんなにすごい！ イメージの力

　例えば、プロのアスリートの多くは、イメージトレーニングをよく行います。何回もリアルに動きをイメージすることで（ただし、回数よりも細部までイメージできることの方が大切）本当に動いているかのように錯覚します。それは本番を経験していることと同じです。繰り返し行うことで、本当の本番では落ち着いていつも通りに行えるのです。

　同じことは学生であるあなたにもできるはず。イメージの力を使って、いろいろな場面で気持ちを整えていきましょう。

イメージ力はこんな場面に使える！

あがって
パニックに
なったとき

試験で落ち着いて
本領を
発揮したいとき

嫌な気分を
切り替えたいとき

ショックな出来事が
あったとき

イメージするとどんな効果がある？

落ち着いている状態が実感できる

リラックスした状態を日常的にイメージすることで、自分が心から落ち着いている状態がはっきりとわかるようになります。

鍛えることで効果がアップ

イメージする力は鍛えることができます。慣れてくると、あがったときや緊張したときこそ、瞬時にリラックスすることができるように。

集中力が高まり、勉強がはかどる

イメージすることで心身ともにリラックスして、頭がクリアな状態に。勉強や試験の前に行うことで集中力が上がり、本来の力が発揮できます。

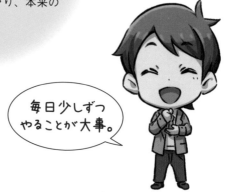

毎日少しずつやることが大事。

イメージするときのポイント

- 最初は誰もいない静かな空間で
  トライしてみよう。

- 慣れるまでは音声誘導（p.56〜p.57参照）
  を取り入れるとやりやすくなる。

- できる限りリアルにイメージしてみよう。

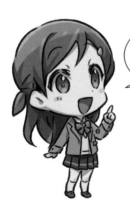

誰だってすぐには
できないよ。
焦らずやってみよう。

実際にやってみよう！

それでは、実際にイメージしてみましょう。姿勢は、基本の姿勢（p.26〜）を忘れずに。日常的に行うことでイメージする力が格段にアップします。

草原の自然編

①目を閉じて、イメージする

暖かな春の日に、草原のベンチに一人で座っている自分を思い浮かべる。

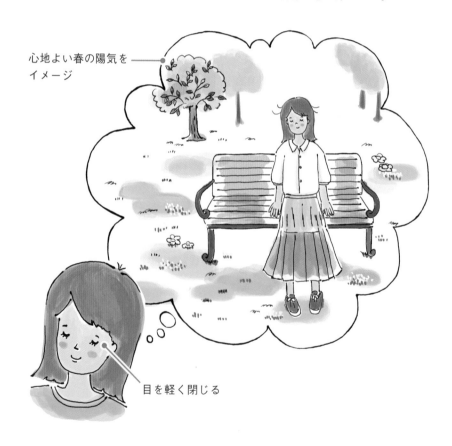

心地よい春の陽気をイメージ

目を軽く閉じる

②耳を澄ます

小鳥のさえずりと木々が、風でさらさらと揺れる音が聞こえる。

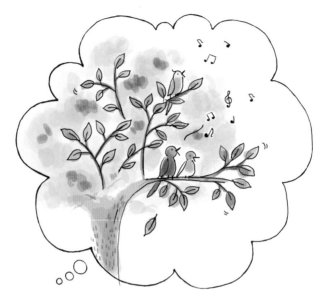

③空を見上げる

青い空に白い雲が浮かび、遠くの方に山が見える。

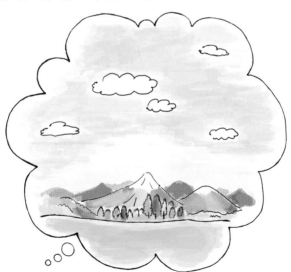

④太陽の光と爽やかな風を感じる

心地よい太陽の光が体を包み、ポカポカと温かくなってくる。爽やかな風が、
おでこをそっとなでていく。

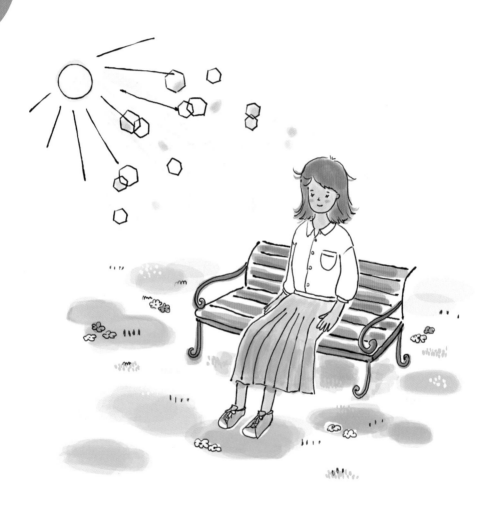

⑤ゆっくり息を吸って、吐く。

ゆっくりと鼻から息を吸うと、新鮮な緑の香りが体の中に入ってくる。
ゆっくり息を吐くと、おなかの中の空気が外に出ていく。
呼吸を繰り返し、この気持ちよさをしばらく味わう。

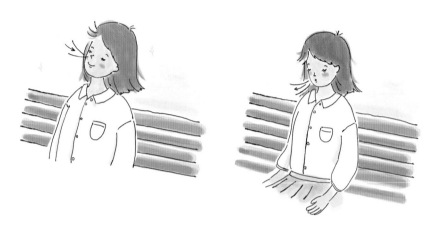

そのほかのものやシーンをイメージしてもOK！

- **海** 波の音と心地よい潮風をイメージする。

- **自分の部屋**
屋外よりも自分の部屋の方がイメージしやすい場合も。

- **映画や小説のワンシーン**
自分が好きでリラックスできる小説や映画の一
場面をイメージしてもOK。

- **雑踏**
周囲が静かすぎない方が落ち着くのであれば、
人が行き交う街や雑踏などをイメージする。

- **図書館**
行き慣れていて、リラックスできるような図書
館をイメージするのも効果的。

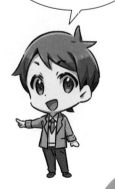

自分がリラックス
できる場面を
思い浮かべよう。

散歩編

①目を閉じて、イメージする

しとしとと雨が降る草原のカフェのテラスで、のんびりとくつろいでいる自分を思い浮かべる。雨音をしばらく静かに聞く。

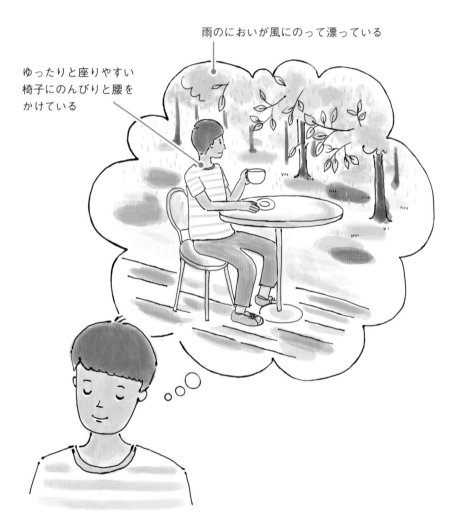

雨のにおいが風にのって漂っている

ゆったりと座りやすい椅子にのんびりと腰をかけている

②草原を歩き始める

雨がやみ、光が差し込む。爽やかな風と立ち上る草の香り、小鳥のさえずりを聞きながら、草原を歩き始める。

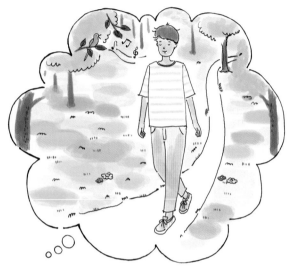

③目の前に空と海が広がる

歩いていると、雲が晴れて真っ青な青空が広がってくる。草原を抜けると、目の前に海が見えてくる。

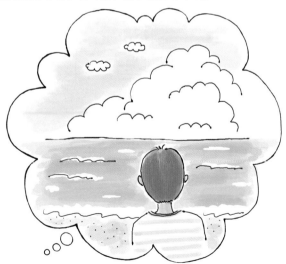

④波の音、太陽と海のきらめきを感じる

波の音がだんだん近づいてくる。太陽はさんさんと輝き、体が温かくなってくる。海がきらきら光り、地平線が見渡せる。

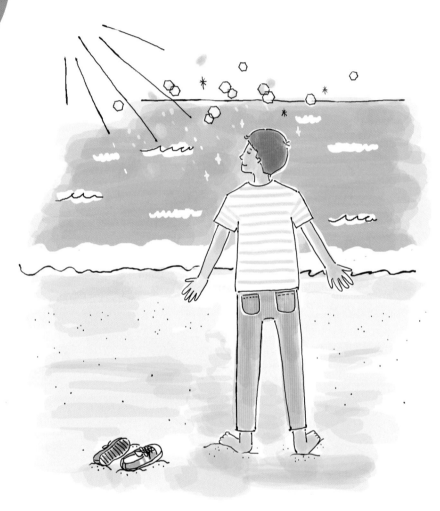

⑤ゆっくりと息を吸って、吐く

ゆっくりと鼻から吸うと、潮の香りが体の中に入ってくる。

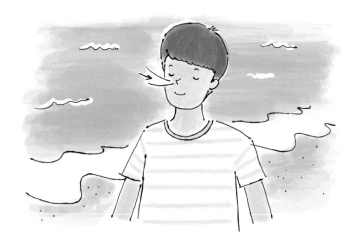

おなかの中の空気が体の外へ出ていく。
呼吸を繰り返して、しばらく気持ちよさを味わう。

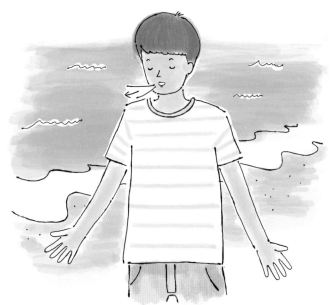

02 イメージ力をUPするために大切なもの

「自分にはイメージ力がないから無理」と思っている人もいるかと思います。しかし、イメージ力は日ごろのトレーニングで鍛えることができるのです。日常的に5つのことを意識してみましょう。

1 話を聞くときに イメージする

人の話を聞くときは、頭のなかでシーンを再現しながら聞く習慣をもちましょう。

2 五感からの 情報を感じる

美しい風景や音などを体験する、においをかぐ、など普段から五感（視覚・聴覚・嗅覚・触覚・味覚）を意識しましょう。

3 イメージを 習慣化する

日常の中でイメージすることを習慣化し、瞬時にイメージできる力を身につけましょう。

4 小説や 物語を読む

小説や物語を文字で読みながら、脳内でイメージをして楽しむ力を鍛えましょう。

5 リアルにさまざまな ものに触れる

映像や絵で満足するのではなく、実際にさまざまなものに触れる体験を大切にしましょう。

本番をイメージしてみよう

　草原や海など自然のなかでゆったりとくつろげるイメージができるようになったら、次は逆パターンにも挑戦してみましょう。**逆パターンとは、リラックスとは逆にあがりそうな場面をイメージすること。**

　例えば、試験で緊張してしまう場合は、本番の試験会場をイメージ。まるで実際の会場にいるかのようにリアルにイメージしながら、その場所でリラックスしている自分を思い浮かべてみましょう。それができるようになれば、本番が日常化したも同然です。**脳は本当に体験しているかのように錯覚しているため、このイメージが実際の成功体験となるのです。**

　この成功体験をどんどん積み重ねていくことで、本番でもあがらなくなっていきます。

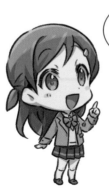

成功している自分を
思い浮かべよう！

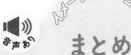
イメージトレーニング
まとめ

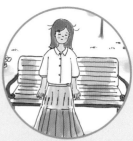

●草原の自然編 （agaranai3.mp3）

暖かな春の日に草原のベンチに一人で座っています。
耳を澄ますと小鳥のさえずりが聞こえています。
木々が風でさらさらと揺れる音も聞こえています。
空を見上げると青い空にはポッカリと白い雲が浮かんでいます。

心地よい太陽の光が体全体を包み、
ポカポカと温かくなってきます。
遠くの方には大きな山々が見えています。

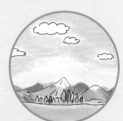

爽やかな風が吹き、おでこをそっとなでています。
新鮮な緑の香りがスーッと体の中に入ってきて
おなかの中にたまっていた息がフーッと体の外に出ていきます。

呼吸をするたびに新鮮な緑の香りがスーッと入ってきて
代わりにおなかの中の息がフーッと出ていきます。
呼吸をするたびに気持ちがゆったりと落ち着いてきます。
この気持ちよさをしばらく味わっていましょう。

●散歩編 （agaranai4.mp3）

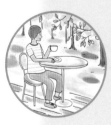

草原のカフェのテラスで一人のんびりとくつろいでいます。
耳を澄ますと雨音が聞こえてきます。
空から無数に降り注ぐ雨音をしばらく静かに聞いています。
心地よい風がおでこをそっとなでています。
雨のにおいが風に乗ってただよっています。

辺りがシーンと静まりかえると
雨が止みました。
空から光が差し込んできました。
あたりを見回すと雨のしずくがキラキラと光っています。
空気が清々しく感じられます。爽やかな風が吹いています。
草の香りも立ちのぼっています。
耳を澄ますと小鳥のさえずりが聞こえています。

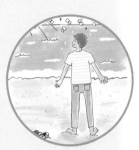

それでは、そのまま草原を歩いてみましょう。
しばらく歩いていると雲が流れだしました。
青空が広がってきました。
林を抜けると目の前に海岸が見えてきました。
波の音が聞こえています。

真っ青な空には雲がひとつもありません。
太陽がさんさんと輝いています。
体がポカポカと温かくなってきます。
海全体がキラキラと光っています。
水平線もきれいに見渡せます。
潮風が心地よくそっとおでこをなでています。

潮の香りがスーッと体の中に入ってきて
おなかの中にたまっていた息がフーッと体の外に出ていきます。
呼吸をするたびに潮の香りがスーッと体の中に入ってきて
代わりにおなかの中の息がフーッと出ていきます。
波の音を聞いていると気持ちがゆったりと落ち着いてきます。
しばらくこの気持ちよさを味わっていましょう。

HELP イメージにまつわる Q&A

Q うまくイメージできているか自信がない！

A うまくできていなくてもOK。
とにかく練習が大切

「自分には想像力がないから……」
と自信がもてない人もいるでしょう。
でも、自分の家から学校までの道順
を思い浮かべて、説明することがで
きるのであれば、大丈夫！ きち
んとイメージ力を使っています。最
初はうまくいかなくても練習してい
くうちにうまくできるようになります。

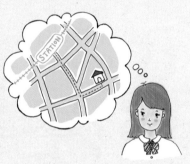

Q 草原や散歩のほかに
イメージに使えそうな場面は？

A 過去の成功体験を思い出そう

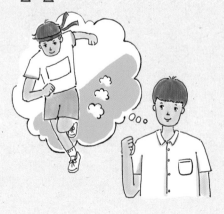

あがった状態を落ち着かせて、も
っと実力を発揮したいのであれば、
過去の成功体験を思い浮かべるの
もOK。テストでいい点がとれた、
演奏会で上手に演奏ができた、体
育祭で早く走ることができた……
など、過去に成功した場面や、ヤ
ル気に満ちていた場面を思い出す
ことで自信がつき、本番で実力が
発揮できるように。

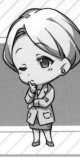

教えて！ 篠原先生！

どんなにがんばっても。

友達や親に相談しても、「本番ではあがって当然」「あがっていても
大丈夫」「慣れれば良い」などと言われ続けてきました。
でも、どんなに努力しても、チャレンジしても、ダメなんです。
少しのあがりだったら、大丈夫なのかもしれませんが、
極度にあがってしまうと、もう自分が自分に感じられなくなってしまって
パニック状態になってしまいます。こんなにあがって
しまうのは、やっぱり自分が小さな人間だからでしょうか。

今の自分にプラスの言葉を唱えて

確かに慣れることは大切ですが、そこまでにいくのは難しいですよね。
随分、努力をされてきたのですね。**あがることと小さな人間は
関係ありません。** 今の自分を頑張って変えようと思っていませんか？
それでは、力んでしまいますね。自分の良いとこはどこだと思いますか？
悪いことばかりではないはずです。
その良いところもある自分に、何かをプラスしてあがらなくなったら
いいですね。まずは、呼吸法でリラックス感を味わいましょう。
パニックになるのは呼吸が浅くなっている状態だからです。
**ゆっくり呼吸をする習慣を身につけ、心の中で「大丈夫！」など、
自分のピンとくるプラスの言葉を何度も唱えてみましょう。**

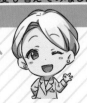

緊張すると
おなかがこわれてしまいます。

入学試験や資格試験の前に、必ずトイレにこもってしまいます。
試験中にトイレに行きたくなったらどうしようと心配なんです。
緊張すると、おなかがゆるくなって下痢になってしまいます。
トイレのことが心配で試験に集中できません。

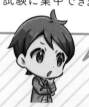

リラックス法が身につけば大丈夫

試験前にトイレに行きたくなるのは大変でしたね。
緊張状態は交感神経が優位になっているので、
胃腸がうまく働きません。
消化器系はリラックスした状態で良く働く臓器です。
ご自分に合ったリラックス法を見つけましょう。
そして、おなかを温めることも部分的な緊張を
緩めることにつながります。

試合本番になるとあがってしまいます。

テニス部の試合本番でまったく実力が出せません。
いつもは勝てる相手にも、いつもの動きができず、負けてしまいます。
膝がガタガタして情けないです。心臓もバクバクしています。
試合を見に来てくれる友達や親に、
カッコ悪いところばかり見せています。

いつもできている動きを何度もイメージ

いつも勝てる相手にも負けてしまったのですか…。
それは、悔しかったでしょう。
試合前にどんな気持ちでしたか？　「勝たなければならない！」
とか「また、負けたらどうしよう」などと思いませんでしたか？
そう思うことで、緊張して力が入り、
さらに体が動きづらくなったのだと思います。
まずは、十分に気持ちをリラックスさせて力を抜き、
いつも通りに動けている試合を細かく何度もイメージしてみましょう。
柑橘系の香りを嗅ぎながら行うと、より効果的です。

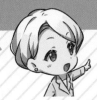

言葉と体感で
リラックスして
自分を
取り戻そう

呼吸法とイメージ
トレーニングを思い出し
ながら行いましょう。

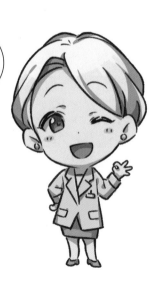

言葉と体感を使ってリラックスしよう

　基本メソッド①では呼吸法、基本メソッド②ではイメージすることによって心と体がリラックスする方法を身につけてきました。基本メソッド③では、言葉と体感を利用してさらにリラックスできる方法を紹介します。それはリラックスしている体の状態を言葉にして唱えることによって、気持ち（心）をリラックスさせるというもの。あがっていることから焦点をずらしていきましょう。

言葉と体感の効果

緊張から
自由になれる

日ごろの緊張から解放され、落ち着いた、自由な気持ちで毎日を送れるようになる。

あがった状態を
認められる

少しずつ「あがっていてもいいんだ」と受け入れていけるようになる。

なりたい自分に
近づく

なりたい自分の姿を言葉にして、繰り返し唱えることで、心（体）にしみこませる。

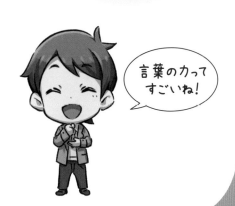

言葉の力ってすごいね！

03

リラックス法のポイントは
「あるがままに」

　心も体もリラックスへと導く方法として、呼吸法では体感の基本を学び、イメージトレーニングでは言葉と体感の力を実感できるようになりました。基本メソッド③のリラックス法は、これまで呼吸法とイメージトレーニングで練習したことを生かしたものです。これまでのメソッドとの違いは、自分でコントロールすることに加えて、リラックスした体の状態を言葉にし、その感覚を「あるがまま」に感じることで、あがっている状態に向いていた意識の焦点をずらし、リラックスした状態へと近づけていくことです。

基本メソッド①
呼吸法
ゆったりとした
呼吸でリラックス

基本メソッド③
リラックス法
言葉と体感によって
より深いリラックスを得る

基本メソッド②
イメージ
トレーニング
自分の頭のなかの
イメージを体感する

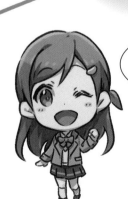

「あるがままに」
受け入れてみよう。

言葉をより効果的に使うには

　言葉の力によって、自分のなりたい状態にしていくためには、体をリラックスさせることが大切です。体がリラックスしているという状態は、手足がなんとなく重く、温かく感じ、心臓が規則正しく打っている状態のこと。その状態を感じたうえで、自分のなりたい状態の言葉を思い浮かべると、言葉の効果もアップします。より効果的に響かせるために、言葉は短くてプラスのものを選びましょう。

効果的に響く言葉

- 短くて肯定的
- 自分が受け入れられるもの
- どんな場面にも使える
- ネガティブな言葉を含まない
  ⇒否定形（〜しない）を使わない
  例）弱気にならない、悪口を言わないなど

＜言葉の例＞

「日に日によくなっていく」

「何があっても大丈夫」

「未来が明るくなっていく」など

実際にやってみよう！

　まずは座っている状態からスタートする「簡易版」にトライしてみましょう。p.26〜の「基本の姿勢」を参考にしてください。

\ビギナー向け/

簡易版

①呼吸法で気持ちを整える

軽く目を閉じて、おなかから息を吐く。
鼻から息を吸って、おなかをふくらませ、
ゆっくりと息を吐くのを繰り返す。

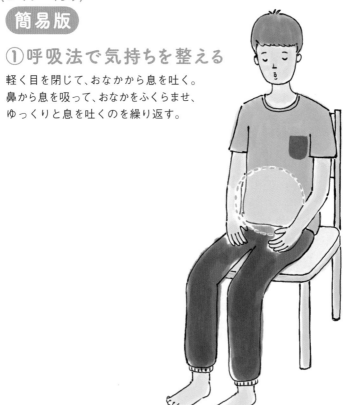

②気持ちが落ち着いていることを感じる

心の中で「気持ちが落ち着いている」と何度も唱える。体の力が抜けて、
気持ちが落ち着いていることをなんとなく感じる。心からリラックスしている状態を感じる。

③両腕が重く感じる

両方の腕にぼんやりと意識を向ける。心の中で「両腕が重い」と何度も唱える。両腕全体の重さをぼんやりと感じる。

※肩から力がだらーんと抜けたように。

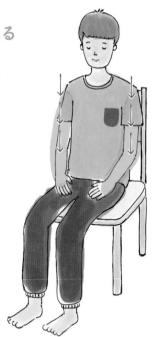

④両腕が温かく感じる

両方の腕にぼんやりと意識を向ける。心の中で「両腕が温かい」と何度も唱える。両腕全体の温かさをぼんやりと感じる。

※お日様があたっている時のように。

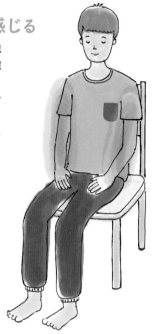

⑤心臓の動きを感じる

心臓がある辺りにぼんやりと意識を向ける。心の中で「**心臓が規則正しく打っている**」と何度も唱える。心臓が穏やかに打っているのをぼんやりと感じる。

⑥呼吸が楽に感じる

呼吸に意識を向ける。心の中で「**呼吸が楽だ**」と何度も唱える。楽に呼吸ができていることをぼんやりと感じる。

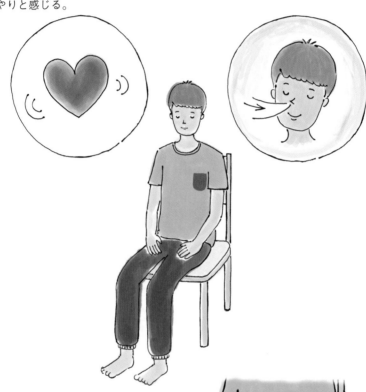

⑦おなかが温かく感じる

おなかの辺りに意識を向ける。心の中で「**おなかが温かい**」と何度も唱える。おなかの温かさをぼんやりと感じる。

※お日様があたっている時のように。

⑧おでこ（額）が涼しく感じる

おでこの辺りに意識を向ける。心の中で「おでこが涼しい」と何度も唱える。おでこが涼しくなるのをぼんやりと感じる。

※涼しい風があたった時のように。

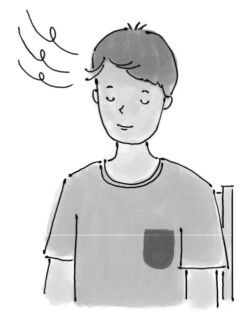

⑨唱えた言葉がしみわたる

「日に日によくなっていく」や「何があっても大丈夫」など肯定的で短い言葉を心の中で何度も唱え、それが心にしみわたるのを感じる。

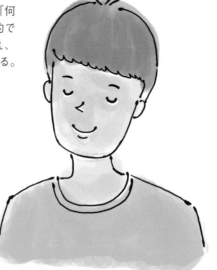

消去動作とは？

　このリラックス法を行った後、体全体がリラックスし過ぎて、意識がぼんやりとなることがあります。すぐに活動しなければならない時や、効果を感じ過ぎる時などは、次の消去動作を行ってください。

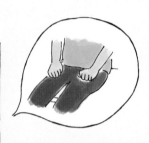

①グッと握ってパー

握りこぶしを作り、ギュっと力を入れて、パッと開くという動作を何回か繰り返す。

②胸の前で
　グーとしてパー

胸の前に両手のこぶしを引き付けたら、突き出しながらパーと開きます。数回行います。

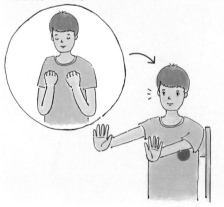

③両手を上げて
　大きく深呼吸

頭の上に両手を上げて、大きく伸びをします。そのまま深呼吸をしながら、手をゆっくりおろして目を開けます。

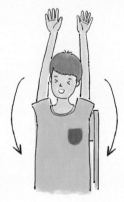

実際にやってみよう！

　次は寝ている状態で行う「標準版」を行います。うまく寝つけないときなどそのまま寝ても〇Kな場合に取り入れてみましょう。

標準版

① 呼吸法で気持ちを整える

横になり、腕と脚を楽な位置で力を抜く。軽く目を閉じて、おなかから息を吐き、鼻から息を吸って、ゆっくりと息を吐くのを繰り返す。

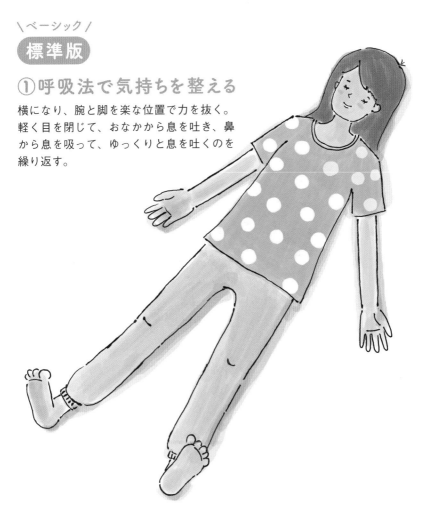

② 気持ちが落ち着いていることを感じる

心の中で「気持ちが落ち着いている」と何度も唱える。体の力が抜けて、気持ちが落ち着いていることをなんとなく感じる。心からリラックスしている状態を感じる。

③両腕が重く感じる

両方の腕にぼんやりと意識を向ける。心の
中で「両腕が重い」と何度も唱える。両腕
全体の重さをぼんやりと感じる。
※両腕全体が沈みこんでいくように。

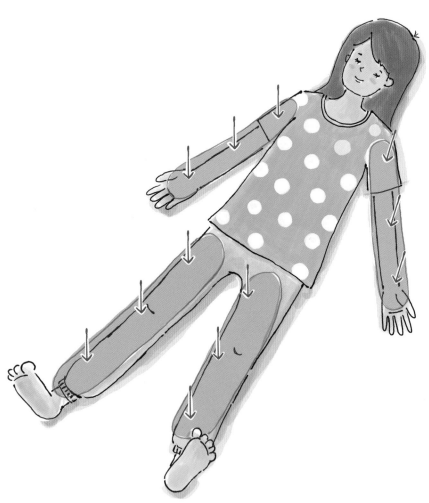

④両脚が重く感じる

両方の脚にぼんやりと意識を向ける。心の中で「両脚が重い」と何度も唱える。
両脚全体の重さをぼんやりと感じる。
※両脚全体が沈みこんでいくように。

⑤両腕が温かく感じる

両方の腕にぼんやりと意識を向ける。心の中で「両腕が温かい」と何度も唱える。両腕全体の温かさをぼんやりと感じる。

※お日様があたっている時のように。

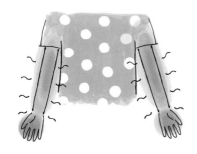

⑥両脚が温かく感じる

両方の脚にぼんやりと意識を向ける。心の中で「両脚が温かい」と何度も唱える。両脚全体の温かさをぼんやりと感じる。

※お日様があたっている時のように。

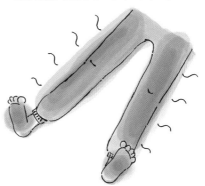

⑦心臓の動きを感じる

心臓がある辺りにぼんやりと意識を向ける。心の中で「心臓が規則正しく打っている」と何度も唱える。心臓が穏やかに打っているのをぼんやりと感じる。

⑧呼吸が楽に感じる

呼吸に意識を向ける。心の中で「呼吸が楽だ」と何度も唱える。楽に呼吸ができていることをぼんやりと感じる。

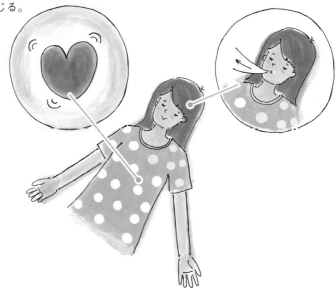

⑨おなかが温かく感じる

おなかの辺りに意識を向ける。心の中で「おなかが温かい」と何度も唱える。おなかの温かさをぼんやりと感じる。

※お日様があたっている時のように。

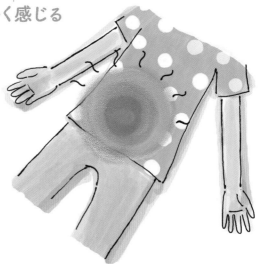

⑩おでこ（額）が涼しく感じる

おでこの辺りに意識を向ける。心の中で「おでこが涼しい」と何度も唱える。おでこが涼しくなるのをぼんやりと感じる。

※涼しい風があたった時のように。

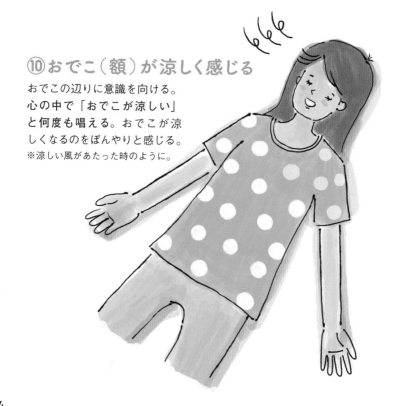

⑪唱えた言葉がしみわたる

「日に日によくなっていく」や「何があっても大丈夫」など肯定的で短い言葉を心の中で何度も唱え、それが心にしみわたるのを感じる。

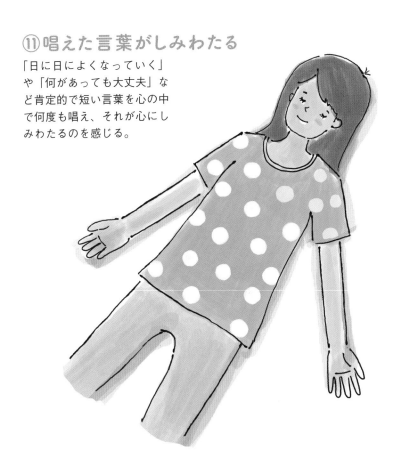

寝た姿勢の場合の消去動作は？

寝た姿勢のままでリラックス法を行うときは、そのまま眠ってしまって構いません。もし、起きる必要がある場合などは、寝た姿勢のまま、p.70の消去動作を行いましょう。

リラックス法を行うときのポイント

- 心と体をリラックスさせようと無理に
  がんばらない

- その状況と気分にあわせて
  「簡易版」「標準版」どちらでもOK！

- 「なんとなく」「あるがままに」感じることを
  大切に

- リラックス法の最後に思い浮かべる
  言葉は短く、プラスの言葉に

→ 緊迫した状態のときには
  「超簡易版（p.86）」を試してみよう。

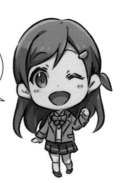

回数を重ねるごとに
だんだんコツが
つかめてくるよ。

もっと知りたい！
コラム

リラックス法の元となる
自律訓練法とは？

　メソッド③で紹介しているリラックス法は、自律訓練法という心理療法を元につくられています。自律訓練法とは、ドイツの精神医学者J.H.シュルツが1932年に発表した手法です。シュルツは、人間がリラックスした状態になると手脚が重く、温かくなるなどの細かな体の状態を発見し、逆に、体をその状態にすることで、心もリラックスさせることができる手法を考えました。

　本書で紹介しているリラックス法は、難しくなりがちな自律訓練法を簡略化し、わかりやすくした内容となっています。ビギナー向けの簡易版、ベーシックな標準版、緊急時向けの超簡易版として紹介しますので、自分に合ったものを無理せず取り入れてください。

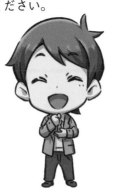

とても歴史がある
手法なんだね！

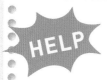 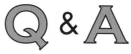

HELP リラックス法にまつわる Q&A

 どのくらいの頻度で行えばいいですか?

 続けることが大切

最初は気軽にできる時間帯で無理なく行いましょう。慣れてきたら、時間を決めて朝昼晩と定期的に行うことで次第に身についてきます。また、記録をとることもおすすめ。効果の差や、自分の体調、環境に応じて変化を感じることができます。

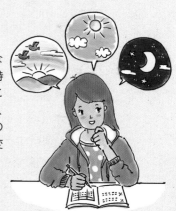

 リラックス法の効果を感じ過ぎてしまったらどうしたらいいですか?

呼吸法でセーブしてみましょう

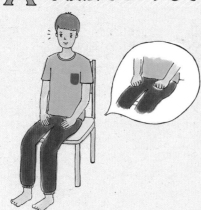

リラックス法の効果を感じ過ぎるなど、もし「いつもと感覚が違う」と思ったら、メソッド①の呼吸法を行って、意識を「今ここ」に向けてみましょう。p.70で紹介した手を握って開く動作や大きく伸びをする消去動作を繰り返すのも効果的です。恐怖心を持たず、気軽な気持ちで行ってみてください。

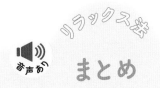

音声あり

まとめ

●**簡易版**（agaranai5.mp3）

呼吸法

それでは目を軽く閉じて、呼吸に意識を向けていきます。
まずは、おなかの中の息をフーッと全部吐ききります。

そのまま自然に鼻から息を吸い込んで、普段の呼吸よりも少し
ゆっくりと吸う息と吐く息だけに意識をむけていきます。
新鮮な空気がスーッと体の中に入ってきて、体の中にたまって
いたイヤなものが吐く息とともに体の外側にでていきます。

呼吸をするたびに、肩の力がスーッと抜けて、
体がゆったりとリラックスしていきます。
呼吸をするたびに気持ちもゆったりと落ち着いてきます。
呼吸をするたびに体も心も心地よーくゆったりと
リラックスしていきます。
それでは、呼吸を普段の呼吸のリズムに戻していきます。

リラックス法

気持ちが落ち着いている　気持ちが落ち着いている
心の中で何度も唱えていきます。
気持ちが落ち着いている　気持ちが落ち着いている

今度は両腕に意識を向けていきます。
両腕に意識を向けたら指先から肩の付け根まで、
意識をスーッと広げていきます。

両腕全体をあるがままーに感じていきます。
両腕に意識を向けたら、両腕がおもーい　両腕がおもーい
両腕がおもーい
肩から力がだらーんと抜けて、両腕全体がぶらーんと
おもーい　おもーい　おもーい

両腕があたたかーい　両腕があたたかーい
肩から力がだらーんと抜けて、お日様があたっている時のように、
両腕全体がポカポカとあたたかーい
あたたかーい　あたたかーい

心臓が規則正しく打っている　心臓が規則正しく打っている
呼吸がらくだー　呼吸がらくだー

今度はおなかの辺りに意識を向けて、
おなかがあたたかーい　おなかがあたたかーい

今度はおでこに意識を向けて、おでこ全体に意識を広げたら、
おでこがすずしーい　おでこがすずしーい
爽やかな風がおでこにフーッと吹いた時のように
すずしーい　すずしーい
この心地よさをしばらく味わっていましょう。

言葉による暗示

日に日に良くなっていく　日に日に良くなっていく
何があっても大丈夫　何があっても大丈夫
日に日に良くなっていく　何があっても大丈夫
日に日に良くなっていく　何があっても大丈夫
この言葉を心の中で何度も唱えていきます。
日に日に良くなっていく　何があっても大丈夫
日に日に良くなっていく　何があっても大丈夫

この言葉を唱えるだけで必ずそうなります。
目が覚めた後もこの心地よさはずーっと残ります。

日に日に良くなっていく　何があっても大丈夫
日に日に良くなっていく　何があっても大丈夫
この言葉を唱えるだけで必ずそうなります。

消去動作　　　　　　　　　　　　※そのまま眠る場合は省く
はい、それでは、親指を中に握りこぶしを作ってそのまま、
グーッと握ってパー、グーッと握ってパー、グーッと握ってパー。
今度は胸の前にグーッと引き付けて、突き出してパー。
グーッとしてパー、グーッとしてパー、グーッとしてパー。
今度はバンザイをするように両手を上げて、
大きく伸びをして、深呼吸をしながら手を
ゆっくり下ろして目を開けていきます。

●**標準版**（agaranai6.mp3）　☆仰向けに寝た姿勢で行うのがおすすめ

呼吸法

それでは目を軽く閉じて、呼吸に意識を向けていきます。
まずは、おなかの中の息をフーッと全部吐ききります。
そのまま自然に鼻から息を吸い込んで、
普段の呼吸よりも少しゆっくりと吸う息と吐く息だけに
意識をむけていきます。
新鮮な空気がスーッと体の中に入ってきて、
体の中にたまっていた
イヤなものが吐く息とともに
体の外側にでていきます。
呼吸をするたびに、肩の力がスーッと抜けて、
体がゆったりとリラックスしていきます。
呼吸をするたびに気持ちもゆったりと落ち着いてきます。
呼吸をするたびに体も心も心地よーくゆったりと
リラックスしていきます。
それでは、呼吸を普段の呼吸のリズムに戻していきます。

リラックス法

気持ちが落ち着いている　気持ちが落ち着いている
心の中で何度も唱えていきます。
気持ちが落ち着いている　気持ちが落ち着いている

今度は両腕に意識を向けていきます。
両腕に意識を向けたら指先から
肩の付け根まで意識を
スーッと広げていきます。
両腕全体をあるがままーに感じていきます。
両腕に意識を向けたら、
両腕がおもーい　両腕がおもーい　両腕がおもーい
肩から力がだらーんと抜けて、両腕全体がぶらーんと、
おもーい　おもーい　おもーい

今度は両脚に意識を向けていきます。
両脚全体をあるがままーに感じていきます。
両脚に意識をむけたら、両脚がおもーい　両脚がおもーい
両脚がおもーい
おもーい　おもーい

今度は両腕に意識を向けて、両腕があたたかーい
両腕があたたかーい
肩から力がだらーんと抜けて、
お日様があたっている時のように、
両腕全体がポカポカとあたたかーい　あたたかーい
あたたかーい
今度は両脚に意識を向けて、両脚があたたかーい
両脚があたたかーい　あたたかーい
あたたかーい

心臓が規則正しく打っている　心臓が規則正しく打っている
呼吸がらくだー　呼吸がらくだー

今度はおなかの辺りに意識を向けて、おなかがあたたかーい
おなかがあたたかーい
今度はおでこに意識を向けて、おでこ全体に意識を広げたら、
おでこがすずしーい　おでこがすずしーい
爽やかな風がおでこにフーッと吹いた時のように、
すずしーい　すずしーい
この心地よさをしばらく味わっていましょう。

言葉による暗示

日に日に良くなっていく　日に日に良くなっていく
何があっても大丈夫　何があっても大丈夫
日に日に良くなっていく　何があっても大丈夫
日に日に良くなっていく　何があっても大丈夫
この言葉を心の中で何度も唱えていきます。
日に日に良くなっていく　何があっても大丈夫
日に日に良くなっていく　何があっても大丈夫
この言葉を唱えるだけで必ずそうなります。
目が覚めた後もこの心地よさはずーっと残ります。
日に日に良くなっていく　何があっても大丈夫
日に日に良くなっていく　何があっても大丈夫
この言葉を唱えるだけで必ずそうなります。

消去動作

※そのまま眠る場合は省く

はい、それでは、親指を中に握りこぶしを作って

そのまま、グーッと握ってパー、

グーッと握ってパー、グーッと握ってパー。

今度は胸の前にグーッと引き付けて、突き出してパー。

グーッとしてパー、グーッとしてパー、グーッとしてパー。

今度は頭の上の方に両手を上げて、

大きく伸びをして、

深呼吸をしながら手をゆっくり下ろして

目を開けていきます。

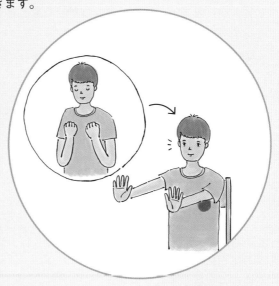

●**超簡易版**（agaranai7.mp3）

それでは目を軽く閉じて、
呼吸に意識を向けていきます。
まずはおなかの中の息を
ふーっと全部吐ききります。
そのまま自然に、鼻から息を吸い込んで、
普段の呼吸よりも少しゆっくりと、
吸う息と吐く息だけに意識を向けていきます。
新鮮な空気がスーッと、体の中に入ってきて、
体の中にたまっていたイヤな物が吐く息とともに、
体の外側に出て行きます。
呼吸をするたびに、肩の力がスーッと抜けて、
体がゆったりとリラックスしていきます。

呼吸をするたびに、気持ちもゆったりと落ち着いてきます。
呼吸をするたびに、
体も心も心地よーくゆったりとリラックスしていきます。

それでは呼吸を普段の呼吸のリズムに戻していきます。

日に日に良くなっていく。
日に日に良くなっていく。
何があっても大丈夫。
何があっても大丈夫。
日に日に良くなっていく。
何があっても大丈夫。

日に日に良くなっていく。
何があっても大丈夫。
この言葉を心の中で何度も唱えていきます。

日に日に良くなっていく。
何があっても大丈夫。
日に日に良くなっていく。
何があっても大丈夫。
この言葉を唱えるだけで必ずそうなります。
目が覚めた後もこの心地よさはずーっと残ります。

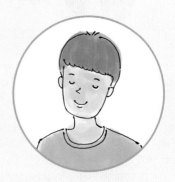

日に日に良くなっていく。
何があっても大丈夫。
日に日に良くなっていく。
何があっても大丈夫。
この言葉を唱えるだけで
必ずそうなります。

消去動作

はい、それでは、親指を中に握りこぶしを作ってそのまま、
グーッと握ってパー、グーッと握ってパー、グーッと握ってパー。
今度は胸の前にグーッと引き付けて、突き出してパー。
グーッとしてパー、グーッとしてパー、グーッとしてパー。
今度はバンザイをするように両手を上げて、
大きく伸びをして、深呼吸をしながら手を
ゆっくり下ろして目を開けていきます。

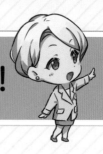

教えて！ 篠原先生！

まわりの音で集中できません。

試験で緊張しているのに、まわりの音が気になって集中できません。
隣の人の文字を書く音、鉛筆をまわす音、紙を触る音で、
問題文が頭に入らなくなります。
なぜ、こんなに他のことで気が散るのでしょうか。
集中力がないのでしょうか。

意識を自分の内に向ける感覚で

試験の時は周りが静かなので、小さな音も気になりますね。
自分の問題に集中ができなくなっているのだと思います。
これは、集中力がないのではなく、
意識が外に向いてしまっている状態なのでしょう。
落ち着くという感覚が実感できていないのかもしれません。
日頃から呼吸に意識を向け、
好きな場所でゆっくりと呼吸をしてみてください。
その後、自分の体がリラックスする感覚を味わってみましょう。
何度もそれを体験することで意識が他に向いても、
自分のことに意識を戻せるようになるでしょう。

異性の目が気になってしまいます。

異性の前で話したり、発表したりするのが苦手です。
好きな人に限らず、異性の場合どんな相手でも緊張してしまいます。
こちらを見ていなくても、いるだけであがってしまうこともあり、
授業や勉強に集中することができません。
女子高に通っているため、同年代の異性に慣れていないことも
原因だと思うのですが、来年から共学の大学に通うことを考えると
今から不安で仕方ありません。

同性の前での感覚を目安にしながら

女性だけの場所を選べないので困りますね。
現在の環境に異性が少ないことも、不安になる理由かと思います。
「異性からどう思われるか？」とか「異性に○○と思われたい」と
思ったことはありましたか？　異性に限らず、
自分が意識する人に良く思われたいと思う気持ちは誰にでもあることです。
そう思うことで、緊張が高まってしまいます。
普段、同性の前で話す時、どんな感覚なのか意識して覚えておきましょう。
いつもその状態になれることが一つの目安です。
呼吸を整え、落ち着いた体の感覚を何度も実感させていきます。
また、自分の良いところを知り、自分を励ます言葉を唱えてみましょう。
自信をもてるとまわりが気にならなくなってくるはずです。
来年から始まる共学での学生生活を想定して、
異性の前でも少しずつ試してみましょう。

第2章

緊急時の対処法

～あがってしまったら どうする？～

それでも

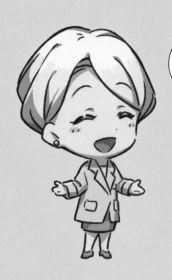

基本のメソッド
①②③を行ったうえで、
「どうしても」な状況の
時に役立てて！

＼おさえておきたいメソッドは5つ！／

04

嗅覚で自分を
取り戻す

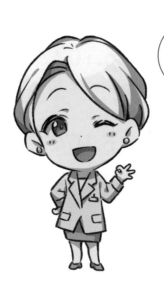

香りの中でも
手に入れやすい
アロマを紹介します。

香りがもたらす効果

　試験会場などですぐにリラックスしたいと思ったときに活躍するのが香りです。瞬時に私たちの心と体に働きかけ、様々な効果を発揮する香りを上手に使うことで、あがっている状態を緩和させることができます。

〈香りの効果〉

小さい時にかいだ香りで、一気に懐かしい気持ちになったりするよね。

リフレッシュ

清涼感のある爽やかな香りは、リフレッシュ効果が抜群。気分が切り替わり、心身ともにスッキリとした気持ちに。

幸福感

香りによってこれまで不安や悩みにとらわれていた心がすっきりして、幸せな気持ちになりやすくなる。

心の鎮静

あがってしまい、目の前のことに集中できない状態や頭に血が上っている状態を落ち着かせ、心を鎮める働きがある。

気軽に使える精油
（エッセンシャルオイル）

　香りを使ったあがり解消におすすめなのが精油（エッセンシャルオイル）です。精油とは植物の香り成分を抽出したエッセンスで、花や葉、果皮などから抽出されています。精油にはさまざまな作用があり、自分に合った精油を上手に活用することで、あがったときの緊急対策として効果を発揮します。

選ぶときのポイント

- 天然の植物から抽出された
  天然成分100%のものを選ぶ

- 自分にとって心地よい香りを選ぶ

- 成分変化を防ぐ遮光ビンに
  入っているものを選ぶ

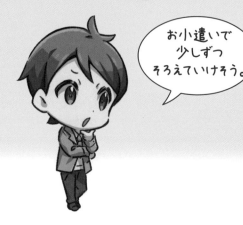

お小遣いで
少しずつ
そろえていけそう。

あがったときに使える おすすめアロマオイル

● レモン

フレッシュな香りが特徴。気持ちをリフレッシュさせ、冷静な判断力を高める。胃腸の働きを正常にするなど、吐き気にも効きめが。

● ローズマリー

さわやかな香りで不安や緊張を和らげ、頭をすっきりさせる。やる気や自信を引き出すので試験中にぴったり。

● ペパーミント

清涼感のある香りで、あがったときに平常心を取り戻す効果が。悲観的な気持ちに活力を与えて精神のバランスを整える働きも。

● ラベンダー

柔らかな甘みを感じる香りが心を鎮めて緊張を和らげる。心と体、感情すべてのバランスをとるので、レスキューアロマに最適。

● ゼラニウム

バラに似た甘く優しい香り。興奮しているときや不安を感じているときに心と体を安定させる役割がある。

● オレンジ

果実の甘い香りが心をくつろがせる。落ち込んでいるときや、不安でパニックになったときに前向きで元気な気持ちにする。

● ティートゥリー

沈んだ気持ちを引き上げ、冷静さや集中力をアップさせる。風邪やインフルエンザ対策にも効果が。フレッシュで凛とした香り。

● ヒノキ

やる気がおきないときや冷静になりたいときに効果的。心落ち着く木の香りが特徴で、アレルギー性鼻炎にも効果を発揮する。

※香りの印象はメーカーによって異なる場合があります。

実際にやってみよう！

あがったときの緊急対策として、アロマスプレーを携帯しておくと便利です。好みの精油と精製水があれば簡単につくることができます。

アロマスプレーの作り方

用意するもの
- 好みの精油…5〜10滴
- 無水エタノール…5mℓ（なくてもOK）
- 精製水…25mℓ（無水エタノールを入れない場合には30mℓ）
- スプレー容器（容量30mℓ）
- ラベル

①スプレー容器に無水エタノールを入れる
※入れない場合にはこの手順は省く

②容器に精油を入れる
※無水エタノールを入れた場合にはよく振る

③精製水を加え、よく振る
※使うたびによく振ること

④ラベルにレシピと作製した日づけを書いて 容器に貼る
※保存期間は約1.5か月

大変そうかなと思っていたけど、意外と簡単につくれるね。

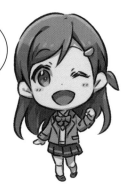

アロマオイル・スプレー活用法

アロマオイルやスプレーは、様々なアイテムに気軽に利用でき、香りで自分を取り戻す手助けになります。アロマショップではすでにできあがったスプレーやクリームも販売しています。できる限り余分な材料が含まれていないものを選びましょう。

マスク・ハンカチにかける、
精油を使ったハンドクリームをつかう

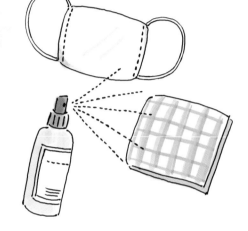
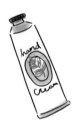

精油の取り扱いには気をつけよう！

- 精油のボトルは振らずに1滴ずつ出す
- 飲まない
- 目や鼻、口などの粘膜につけない
- 赤ちゃん、幼児、ペット、妊婦が周囲にいる場合には使えない精油があるため確認する
- 気分が悪くなった場合には使用を中止する
- 直射日光をさけ、冷暗所に保管する
- 火気に注意する

※試験前に使いましょう。

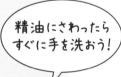
精油にさわったらすぐに手を洗おう！

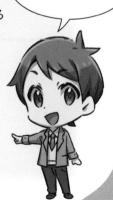

05

味覚で
自分を取り戻す

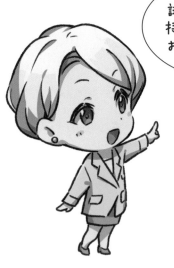

試験会場や教室に
持ち込める飲み物や
お菓子で試してみて。

味覚を上手に使うことであがり対策に!

　五感のひとつである味覚。私たちは、主な味覚で塩味、甘味、酸味、苦味、うま味という5つの味を感じています。なかでも甘みは、体がゆるめられる効果があり、ガチガチになった心と体から力が抜ける作用があるともいわれています。味覚は、あがった状態から自分を取り戻すための強い味方なのです。

主な味覚

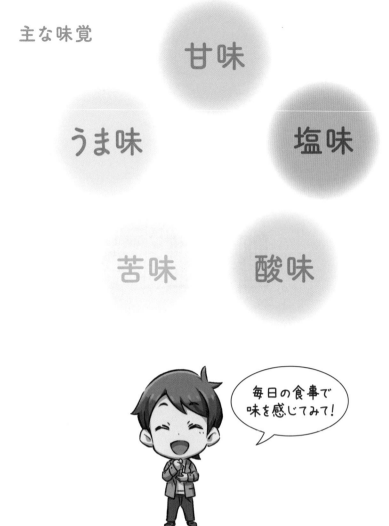

甘味

うま味

塩味

苦味

酸味

毎日の食事で
味を感じてみて!

実際にやってみよう！

　健康や美容に役立つとされるハーブを使ったお茶は、様々な場面で活躍します。自分の好みの味や香りのものを選んでオリジナルハーブティーを作ってみましょう。

ハーブティー

入れ方（1人分）

❶ ポットにハーブをティースプーン山盛り1杯(2〜3g)入れる。

❷ 沸騰したお湯(約150〜200cc)を注ぐ。

❸ 香りや有効成分が逃げないうちに蓋をし、3〜5分蒸らしてから飲む。

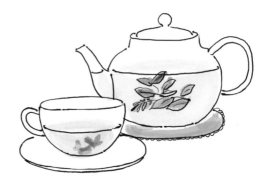

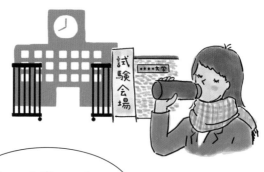

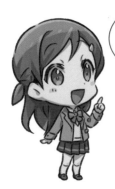

愛用のマイボトルに入れて持ち歩けば、試験会場でも気軽に飲めるね。

おすすめハーブティー

● ジャーマンカモミール

リンゴのような甘い香りが特徴。イライラの解消やリラックス、安眠効果、消化促進、抗アレルギーなどの効果が。

● ペパーミント

メントールの香りでリフレッシュに効果的。イライラの解消やリラックス、頭の疲労回復、安眠効果、消化促進にも。

● レモングラス

レモンに似たフレッシュな香りが特徴。集中力アップやリフレッシュのほか、疲労回復、消化促進にも効果がある。

● レモンバーム

穏やかな風味でハーブティーとして飲みやすく、レモンのような香り。イライラの解消やリラックス、安眠効果、消化促進に。

● ローズマリー

すっきりとした香りと味わいが特徴。記憶力や集中力アップに効果的で、すっきりとした目覚めやリフレッシュにも最適。

● エキナセア

かすかな苦みがあるものの、草木の香りはクセがないハーブ。免疫強化や感染症予防、喉の痛みの緩和、抗アレルギー効果も。

甘いもの（飴、ガム、チョコレートなどのお菓子）

あがりそうな場面で飴やガム、チョコレートなどの甘いお菓子をゆっくりと味わいましょう。味覚に集中することで、あがっている状態から意識をずらすことができます。小さな甘いお菓子の味から、今ここにいる自分を意識してみましょう。

⬇

味覚に集中することで、
あがってしまった意識を
ほかへとずらすことができる！

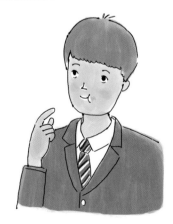

※試験中はNG。

06

温感で自分を取り戻す

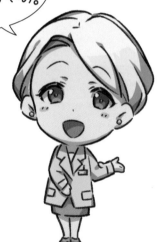

リラックスした状態の体は、循環がよくて温かいの。

実際にやってみよう！

　あがっている状態の時は、手足が冷たくなる傾向があります。リラックスしている体とは、手足が温かい状態のこと。その状態を自分でつくるために、まずは体を温めましょう。**体を温めることによって心と体をリラックスさせることができるのです。**緊急時はカイロを利用して瞬時に温めると良いでしょう。

温まるもの（カイロや蒸しタオル）を当ててみよう

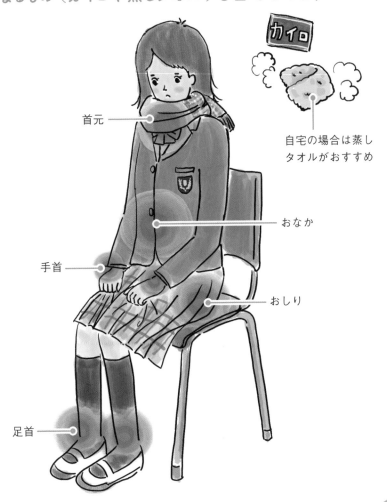

カイロ

首元

自宅の場合は蒸しタオルがおすすめ

おなか

手首

おしり

足首

視覚で自分を取り戻す

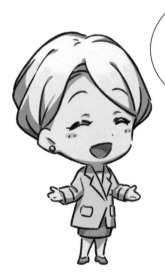

情報量が一番
多く入るのが目なの。
だから目を意識的に
休ませることが大切。

実際にやってみよう！

　私たちは目からたくさんの情報を受けとっています。あがっているときには、周りの情報によってよりあがりを強めてしまうことも。緊急時には一度目を閉じて、周囲の情報をシャットアウトしてみましょう。自分の世界に入ることで、意識を内面に向け、落ち着きを取り戻すことができます。

目を閉じてみる

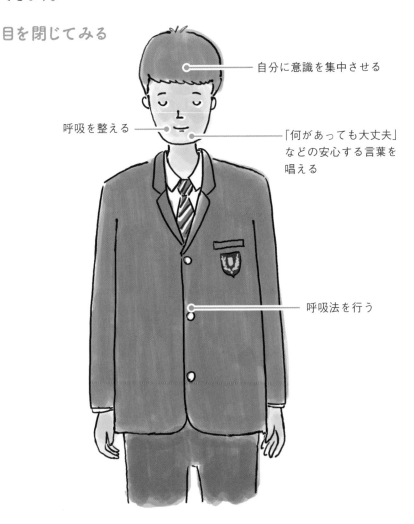

自分に意識を集中させる

呼吸を整える

「何があっても大丈夫」などの安心する言葉を唱える

呼吸法を行う

聴覚で自分を取り戻す

好きな音楽は
どんなジャンル?
お気に入りの音楽に
ひたりましょう。

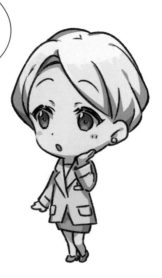

実際にやってみよう！

　スポーツ選手が本番前など集中力を高めたいときに、自分のお気に入りの曲を聴くことはよく知られています。あがったときにも、自分の世界に入れるような曲や、やる気がでる音楽を聴くことで意識を集中することができ、自分を取り戻すことができます。

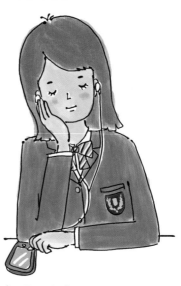

音楽を聴く

　まずは「これを聞くとリラックスができて集中できる」という曲を見つけます。自分が気に入るのであれば、クラシックでもロックでもジャンルは問いません。音楽にかぎらず、鳥の声や雨音などの自然音でもOKです。

音楽を聴くことでどんな変化が？

試験会場から
日常へ戻す

平常心を
取り戻す

集中力が
増す

リラックス
できる

マスクをすること

　最近では、感染症予防で日常的にマスクをすることが当たり前になってきました。マスクを着用すると、顔の半分が隠れることから表情が読み取りづらいなど、コミュニケーション上ではネガティブな面がある一方、他人の視線から自分を守ることもできます。**マスクには、知らない場所や緊張しそうな場面で、緊張を和らげる効果があるのです。**

　しかし、あまりにも長時間マスクをつけていると、段々とマスクをつけなくてもいい場面でも、マスクがないと不安になるという「依存」につながるケースも。精神的なマスク依存にならないよう気をつけましょう。

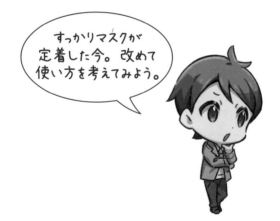

すっかりマスクが
定着した今。改めて
使い方を考えてみよう。

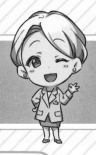

教えて！ 篠原先生！

先生や苦手な人と話すと緊張します。

先生や苦手な人と話をするとあがってしまいます。
優しい先生であっても、緊張してうまく話すことができません。
いつもその場限りの返事や失礼な物言いをしてしまい、
あとから「こう言えばよかった」と思うことが
たくさんあります。

チャンスは一度きりではないはず

目上の人や苦手な人と話すのは緊張しますね。
どんな人とでもリラックスして話せ、自分の言いたいことを
伝えられるようになりたいお気持ち、とてもわかります。
今までの"うまく話せない"という経験が思い出され、
苦手意識が先に浮かんで緊張してしまうのでしょう。
**一度にすべてを完璧に伝えようと思わずに、後からも伝えられると
思ってみてください。**言うだけでなく伝える手段はいろいろありますから、
気になる時は、他の方法で伝えてみましょう。
また、「こう言えばよかった」ことを今後は自分の中で明らかにしておく
ことも大切です。緊張すると呼吸が浅くなり、早口になっているので、
日頃から呼吸を意識してゆっくり話す練習をすると良いと思います。

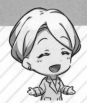

威圧的な人に対してうまく対応できません。

威圧的で苦手なクラスメイトとは目を合わせることもできません。
話す前からそんな状態なので、もちろん嫌なことを言われても、
嫌と言うことができずに自己嫌悪に陥ります。
できれば、誰とでもリラックスして話をしたいのですが、
無理なのでしょうか？

「自分」を主語に伝える練習を

威圧的な人と話す時は平常心ではいられないですね。
リラックスして話すことは、気持ちの持ち方次第で無理ではありません。
威圧的な人はあなただけにそのような態度をしていますか？
もしかすると誰にでもしていませんか？
あなたの態度とは関係なくその人の感情の表し方の癖なので、
まずは、そこを切り離してみましょう。**嫌と言えない自分はダメではない
のです。**もしかしたら言えない人の方が多いかもしれません。
まずは、リラックスした状態を身につけ、相手を責める言い方ではなく、
「私は○○と言われて○○な気持ちになった。これからは、
○○して欲しい」と自分を主語にして伝える練習をしてみましょう。

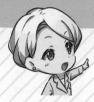

緊張すると体に反応が出てしまいます。

もともとあがり症で学校生活に苦痛を感じています。
特に授業中に突然指名され、みんなの前で発表しなければならない
時などは尋常ではないほどに緊張し、パニックになってしまいます。
事前にたくさん準備をしていても、うまくいきません。
緊張すると、全身が震えてしまい、首の周囲が固くなって
動かなくなるのです。心だけでなく体にも問題があるという
ことなのでしょうか?

まずは体をリラックスさせることから

それほどに緊張してしまう経験は、辛かったことと思います。
大変でしたね。普段から力が入りやすいのかもしれませんね。
それは、心や体の問題ではないと思います。
まずは、体をリラックスさせる方法からやってみましょう。
体をリラックスさせると心も落ち着くことを実感してみてください。
その状態でうまくできていることをイメージし、「何があっても大丈夫!」
と心の中で繰り返し唱えてみましょう。**もし、うまくいかなかったとしても、**
"何度でもやり直せる!""これは実験なんだ"と思ってみてください。

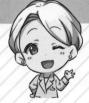

第3章

日常生活で行う
トレーニング

〜日々心がけること〜

毎日少しずつ行いながら、
あがらない心を
育んでいきましょう。

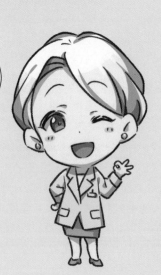

おさえておきたいメソッドは**5つ**！

113

体をゆるめて
自分を取り戻す

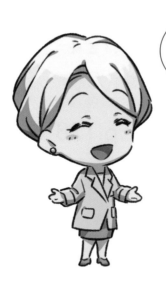

まずは体をゆるめてから、
心をゆるめて
いきましょう。

心と体は繋がっている

　心が緊張していると体も緊張し、体のどこかに力が入ってしまいますが、逆に体をゆるめると心もゆるめることができます。体の表面は、自分の意志でコントロールできる筋肉なので、自分で体をゆるめて心もゆるんだ状態を作りましょう。心も体もゆるめることは自分でできるので、本当はあがることも自分でコントロールできることなんです。

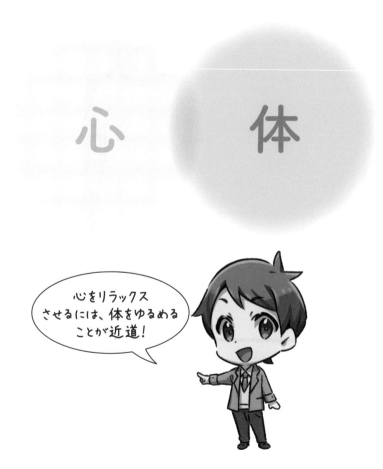

心をリラックス
させるには、体をゆるめる
ことが近道！

実際にやってみよう！

　あがっていると、上半身がかたくなりがちです。まずは首をゆるめて、上半身の血流をよくして、緊張をとりのぞきましょう。日ごろから首を楽にしていると、背中がリラックスし、呼吸も楽になります。

首ゆるめ

①状態を確認する

椅子に座り、両手をおろす。背中をまっすぐにして、足の裏を床につける。ゆっくりと左右に振り向き、どこまで見えるのか（首が動かせるのか）を確認する。

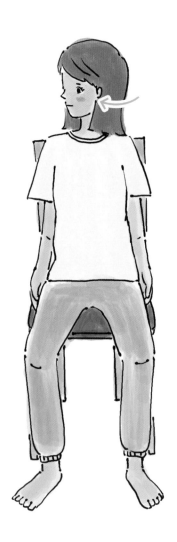

②両手を後ろで握り、左右に向く

両手を後ろで組み、あごを強くひき、そのままゆっくり首だけ左右に5回動かす。

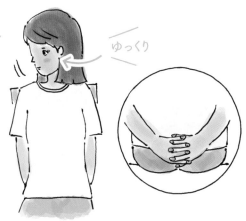

ゆっくり

③頭を片方ずつ倒す

手のひらを下にして、右手を太ももの下に置く。正面を向いたまま、左側に頭を倒し、左手で圧を加えながら首が突っ張ったら少し戻し、痛みがなくなったらまた倒す。この動作を左右ともに5回行う。

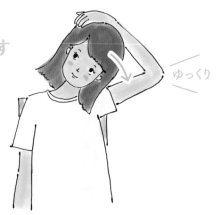

ゆっくり

④見える範囲を確認する

①と同じ姿勢になり、①で見えていた範囲との変化を左右ともに確認する。

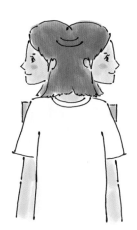

肩ゆるめ

肩も首と同じように、緊張するとこりやすくなる部分。p.116の首ゆるめの姿勢をキープしたまま行えるので、首と肩をセットにして行うと、効果を感じやすくなります。

①両肩を上げて、フッと力を抜く

背中をまっすぐにして、足の裏を床につけて椅子に座り、両肩を耳までゆっくりまっすぐに上げる。頂点で2、3秒止めて一気にストンと肩の力だけ抜く動作を5回行う。ひじをはらないように注意する。

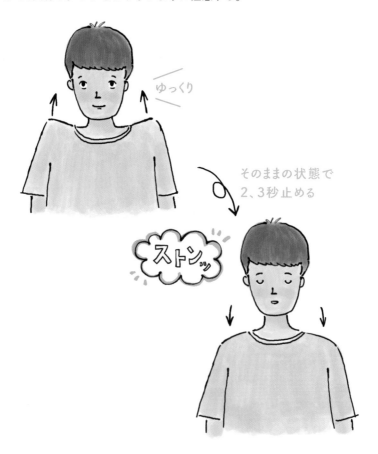

ゆっくり

そのままの状態で
2、3秒止める

ストン

②両肩を上げて、肩甲骨同士を寄せる

①の頂点まで両肩をゆっくり上げ、その高さのまま腕やひじを使わずに肩甲骨と肩甲骨を寄せる。そのまま真下へゆっくりとおろす。最後に腰を曲げずにフッと肩の力を抜く。この動作を5回行う。

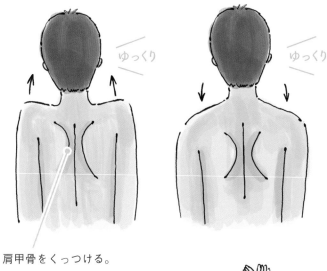

ゆっくり

ゆっくり

肩甲骨をくっつける。

③両腕を頭の上に上げる

手のひらを内側に向けひじをのばして両腕をわきにたらす。そのまま両腕をゆっくり頭の上まで上げて、ゆっくりおろす。この動作を5回行う。

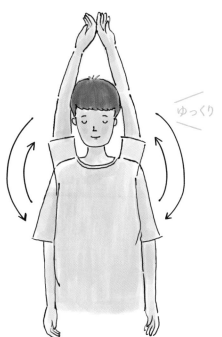

ゆっくり

ウォーキングで自分を取り戻す

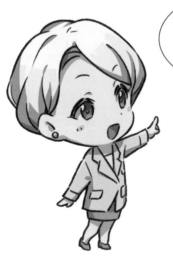

実は呼吸法よりも
簡単!? 足の感覚に
身をゆだねて。

まずは「歩きながら」が簡単

　生活の中で簡単に取り入れられるウォーキング。登下校や家の中など、自分の好きな時に自由な場所で行うことができます。“歩く”ことに集中できるようになると、今いる自分に意識を向ける練習にも。その感覚を体験しておくと、瞬時に自分を取り戻すのに役立ちます。

どこで行う？

登下校のとき

学校の教室から
トイレに行く間

散歩中

家の中でも

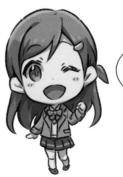

歩くだけなら、
気軽にできそう。

実際にやってみよう！

目線や歩幅など、あまり気にしすぎずに自分のペースでトライしてみましょう。"あがっている状態"から、歩いている体の感覚に意識を向けることが大切です。他のことを考えそうになったら、体に意識を向けましょう。

歩く

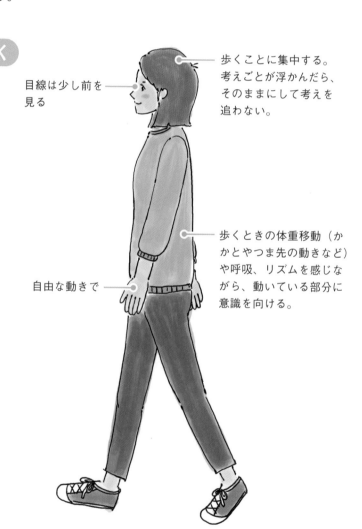

歩くことに集中する。考えごとが浮かんだら、そのままにして考えを追わない。

目線は少し前を見る

歩くときの体重移動（かかとやつま先の動きなど）や呼吸、リズムを感じながら、動いている部分に意識を向ける。

自由な動きで

歩くことに意識を向けられるようになったら、呼吸法も取り入れてみる。歩くリズムにあわせて吸って吐いてを繰り返す。できるだけ吸うときよりも吐くときを長くするように意識する。

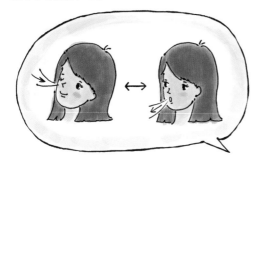

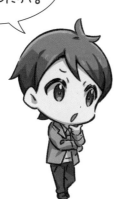

一定のリズムで
歩き続けることが
大事なんだって。

123

11

色で自分を取り戻す

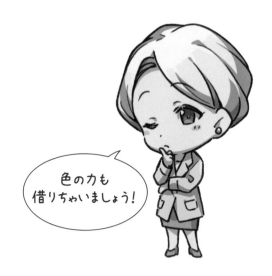

色の力も
借りちゃいましょう！

色を活用して力にする

　私たちの心と体に影響を与えている"色"。特定の色を目にするだけで気持ちが切り替わったり、体感温度が変わったりと色には不思議な力があるとされています。日常的に色を意識することで、あがったときに自分を取り戻すツールのひとつとして活用しましょう。

◆あがるのをしずめるおすすめの2色

青
心を落ち着かせる神経を活性化し、興奮状態をクールダウンさせる色。呼吸、脈拍、まばたきの数が減り、気持ちを落ち着かせ集中力を高める。

黄
不安な心を和らげ、気持ちをポジティブにする効果。知識欲を高めてくれる色なので、試験勉強のときから取り入れてみては？

◆日常に取り入れたい4色

赤
生命力の象徴といわれる色。血流がよくなり、元気と活動力を高めてくれる効果も。

緑
自然の木々の色でもある緑は、森の中にいるような効果で疲れた心を癒すのを助ける。

ピンク
穏やかさの象徴。イライラした気持ちを和らげてくれる。女性ホルモンが活性化し、気持ちが優しくなる。

白
体全体のバランスを整えてくれる。健康増進にぴったり。体調不良のときにぜひ身につけて。

実際にやってみよう！

　色の力を日常生活や本番へと生かしてみましょう。まずは身近な文房具などの持ち物からトライ。持ち物のほかにも、日ごろから色を意識することを癖づけることによって、色から影響を受ける感覚を感じられるようになるかもしれません。

身につけるもの、持ち物

勉強や試験で使用する文房具（ノートやペンなど）に、心を落ち着かせる色を取り入れる。ポケットにその色のハンカチやミニタオルを入れておけば、いつでも色の力を感じることができる。

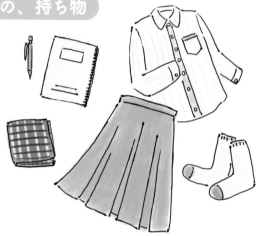

意識的に色に注目する

どの色を見るとどのような感じを受けるのか自分の感覚に注目してみる。日々の生活の中で色を意識することで、力を発揮したい当日や場面に、その色を視界に入れるだけで自分を取り戻すきっかけにできる。

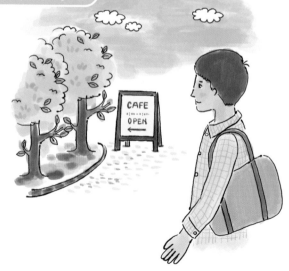

自己肯定感とは？

「自己肯定感」という言葉を知っていますか？

自己肯定感とは "ありのままの自分を自分自身が認め、受け入れている感覚" で具体的には、「自分を大切にしている」「自分を尊重している」と感じることです。

高い、低いで表現されますが、どちらが良い悪いというものではありません。ただ、どちらも人生における様々な場面に影響を及ぼします。高い人と低い人の違いを見てみましょう。

自己肯定感が高い人
・周りに左右されない
・自信があり積極的
・自分を信頼している
・感情が安定している
・他人と比較をしない
・自然体でいられる
・人間関係が良好と思っている
・ものごとを肯定的に受け止められる
・自分の意見を伝えられる
・主体的で自分軸で考えられる

自己肯定感の低い人
・周りの目が気になる
・他人からの評価が気になる
・自信がなく消極的（受け身）
・自分も他人も信頼できない
・不安や恐れ、罪悪感を持ちやすい
・いつも他人と比べて落ち込みやすい
・ものごとを否定的に捉えやすい
・自分の意見が言えない
・人間関係が苦手と思っている
・主体的ではなく、他人軸で考えやすい

「あがる」、「緊張しやすい」という場合は、自己肯定感が低いということが背景にあるといえるでしょう。

そして、次のような悪循環のパターンに陥る傾向があります。

●陥りやすい悪循環

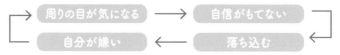

12

睡眠で自分を取り戻す

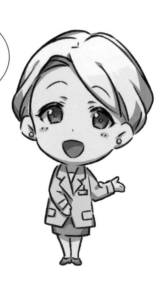

質の良い睡眠を
心がけることが、
穏やかな心を保つ
秘訣ね。

よい睡眠が落ち着いた状態を導く

　人は寝ている間に、体にできた傷の修復や記憶の整理などさまざまなメンテナンスを行っています。さらに、睡眠が足りていないと、気持ちが不安定になったり、あがりやすくなったりと心の面にも影響が。日ごろから、質の高い睡眠をとることで、自然とリラックスできる体になり、心を安定させることができます。

よい睡眠

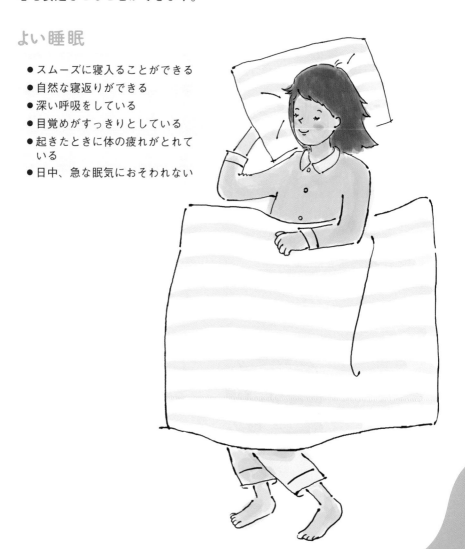

- スムーズに寝入ることができる
- 自然な寝返りができる
- 深い呼吸をしている
- 目覚めがすっきりとしている
- 起きたときに体の疲れがとれている
- 日中、急な眠気におそわれない

実際にやってみよう！

　よい睡眠をとるためには、寝るときの環境と寝るまでの過ごし方が重要となります。なかなか眠りにつけないのは、睡眠に悪影響な習慣や環境のせいかもしれません。一度見直してみましょう。

寝る時の環境を整える

寝るときに、自分が心地良く眠りにつけるような環境になっているか、一度確認してみましょう。

寝具	パジャマやシーツなど直接触れるものは肌触りの良いものを選ぶ。
寝る前	スマホやＰＣは寝る１時間前には終わらせるようにする。
明るさ	真っ暗の方がよい睡眠がとれるとされるが、自分が心地良く眠れる明るさならOK。あまり明るくしすぎないように注意。
時間帯	昼夜逆転はNG。できるかぎり、22時までには寝て、朝早く起きる習慣に。

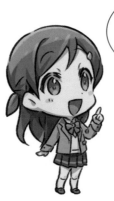

ついつい寝る直前までスマホ見ちゃうんだけど、よくないんだね。

入浴の時間を活用する

入浴は睡眠に大きな影響を与えます。心身ともにリラックスできるように入浴する環境を整えて、効果を高めることが大切です。

明るさ　浴室の電気は消し、洗面所や脱衣所にのみつけるなど間接照明程度の明るさがベター。

香り　お風呂のお湯にアロマオイル（柑橘系、ペパーミント系以外）を3〜5滴たらす。お気に入りのバスソルトを使用しても◎。

入り方　ぬるめの温度（38度くらい）に20分ぐらいゆっくりつかる。寝る時間の2時間前に入ると、心地よい眠気が得られる。

＋α
- 本やスマホはお風呂に持ち込まず、とにかく目を休める。
- 蒸しタオルを使って目や首など、気になるところを温めると血流がよくなり疲れがとれる。
- 時間がないときは、洗面器などにお湯をはって手浴でもOK。

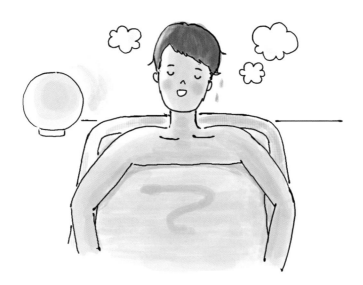

見方を変えて自分を取り戻す

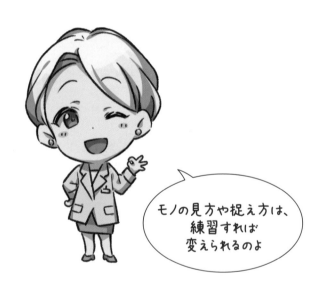

モノの見方や捉え方は、
練習すれば
変えられるのよ

モノの見方（捉え方）を変える

モノを見る時、ひとつの方向からしか見られない、もしくは自分が見ている事が正しくて誰もが同じように見ていると思っていませんか。それは、気づかないうちにモノの見方がパターン化しているのです。このパターン化というのは、思考の癖なので、癖とわかれば変える事ができます。例えば、自分はマイナス思考だという人は、マイナスしか見えないメガネをかけているというイメージ。それを変えるには、プラスが見えるメガネに掛け替えるようにすると見えなかった事が見えて、良いことにも気づいてきます。大切なのは色々な見方ができることです。まずは、メガネを掛け替えるように気軽にやってみましょう。

今かけているメガネ＝悪いところばかりに目がいく

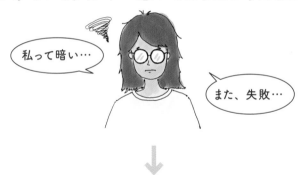

かけかえたメガネ＝良いところに気がつく

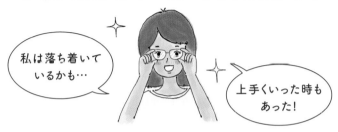

見方が変わると、
気持ちが変わる！ 行動が変わる！

実際にやってみよう！

実際に自分の短所や長所を書き出して、自分に対してどんな風に思っているのかを客観的に見てみましょう。勝手な思い込みがないかを点検し、別な見方をする練習を行います。

●自分の短所・長所に目を向ける

用意するもの…メモ用紙、ペンなど書くもの

①自分の短所を書いてみる

メモ帳を用意して、自分が短所だと思っている部分を書き出す。考えすぎずに「マイナス思考」、「こだわりが強い」など端的に表現する。

②自分の長所を書いてみる

次に、自分が長所だと思っているところを書き出す。自分のなかでは思っていなくても、人から言われてうれしかった長所などを含めてもOK。

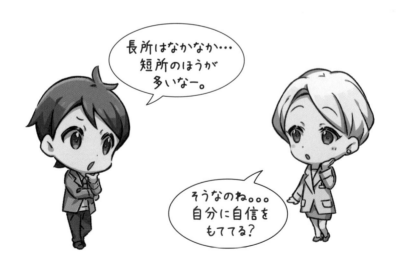

③短所を別な見方で言い換えてみる

例）

☹ 短所		☺ 長所
気が小さい		優しい
暗い		思慮深い
マイナス思考	→	用心深い
人付き合いが苦手		慎重
プライドが高い		目標値が高い
頑固		信念がある

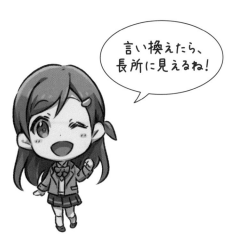

言い換えたら、
長所に見えるね！

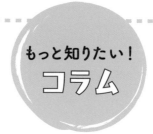

あがる状態を
自分で作り出している？

　あがるとは緊張状態にあるので、**緊張をさせてしまう捉え方が癖になっている場合があります。**何かできなかった時、自分に厳しい事を言っていませんか。

　いつも人と比較して自分にダメ出しをしていませんか。完璧主義ではありませんか。

　程よい緊張感は刺激になって良いのですが、このような捉え方をしているとさらに緊張してしまいます。**実は、あがることを自分で作り出しているのです。**

　長所と短所、表裏だということは頭ではわかっていると思います。でも、実際は短所と思うことも長所として実際に生かされていることを忘れていませんか。ダメなことばかりが目について、いつもダメな自分と思っていませんか。良い環境や自分の良い状態の時は、長所として行動できているはずなのです。

確かに…これじゃダメだと思いすぎてるのかも。もっと自分を励まさなきゃ。

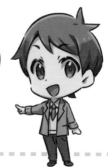

見方を変える時のポイント

- メガネをかけかえるぐらいの気持ちで切り替えてみる。

- 短所を別の言葉に言い換えてみる

- 自分とは違う考え方の人を参考にしてみる

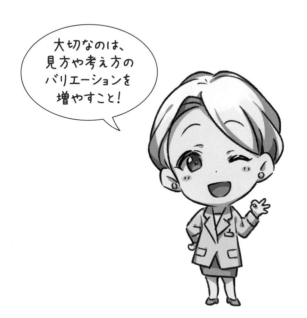

大切なのは、
見方や考え方の
バリエーションを
増やすこと!

自己肯定感を上げるには？

「自己肯定感」と「あがる」ということが無関係ではないということは、p.127で示したとおりです。では、「自己肯定感」を上げるにはどうしたらよいのでしょうか。まずは、p.134、p.135にある自分の短所と長所を書いてみましょう。

短所と長所をよく見てください。それらは、表裏になっていませんか。**自分の短所と思っていることは、実際に長所として表れていることに気づきましたか？** 自分の体調が良く、環境が良い場合には長所として表れていますが、体調が悪く、人間関係をはじめ周囲の環境が悪い場合などは、短所の方が表れやすくなります。**長所があるにもかかわらず、そこに焦点が当たらず、短所の方ばかりに意識が向き、"自分はダメなところばかり"と思っている人が多くいます。**

自分は短所が多いと思っている人は、見方を変えて長所として書いてみてください。**長所は別の人のことではなく、実際のあなた自身です。**短所が表れてしまった自分にダメ出しをするのではなく、「体調が悪かったからだ。環境が今は良くないだけで、良い時は長所として表れる！」と思って自分自身を、ぜひ励ましてください。そして、長所の項目が増えるように、日々、自分の良い所、良かったことに気づいて書き出してみましょう。

医療機関への受診のすすめ

人前で話をする時や試験の時に緊張し、ドキドキしたり、汗が出たり、息苦しくなる時は、一旦、呼吸を整えてみてください。時間が経つと治まる場合は、「あがる」という症状ですが、呼吸ができない、気を失う、長時間治まらないという場合は、本書で対応するよりもまずは、医療機関へ行って診てもらいましょう。何かの病気の影響の場合もあるので、我慢しすぎず、家族や保健室の先生など、周囲の人へ相談をしてみることもおすすめします。

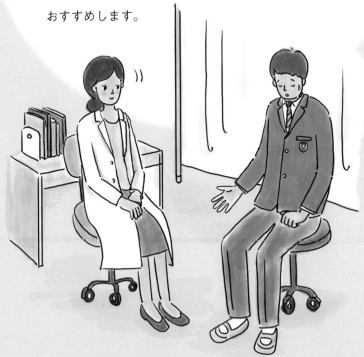

まずは、身近な保健室の先生など、周囲の人に相談してもよいでしょう。

あ と が き

　私がカウンセリングルームを開設する際に大切にしたことは、『心と体は繋がっている』ということを知ってもらい、その両方向からのアプローチを取り入れることでした。そして、20年以上の臨床現場の中で感じていたことは、五感からの快刺激を常に感じていることが、心と体の充電にもなり、良い状態を保つことでもあり、うつ状態の予防にもなるということです。私たちは、五感から様々な情報を感じ、それが心や体に影響を与えています。緊張をしたり、リラックスをしたりと色々な場面がありますが、バランスの良い状態に戻せることがとても大切です。

　今までの経験から、五感を使って本来の良い状態にするメソッドをこの本の中でご紹介しました。学校の授業や試験、試合や発表会など大切な本番であがってしまい、力を発揮できなかったという経験があったとしても、自分を変

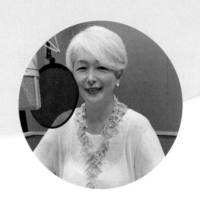

えるのではなく、本書のメソッドを知り、身につけること
で乗り越えていくことができます。つまり、あがってしま
う自分を変えるのではなく、メソッドを自分にプラスする
と考えるのです。日常に取り入れ、本番でもいつものこと
として実践してみてください。

　長い人生では緊張をする場面がこれからもたくさんある
でしょう。そのような時にこれらのメソッドが一生の武器
になります。そして、日常での成功体験を積み重ねていく
ことで、あがることが気にならなくなる日が訪れ、本来の
力を発揮することによって、皆さんの可能性が広がること
を心から願っています。

篠原広美

ウェル・カウンセリング・ルーム

　東京・渋谷で長年に渡り、様々な人の悩みや不調の解消・改善に努めているウェル・カウンセリング・ルーム。**「心と体の声を聞き、本来のリズムを取り戻す」** をコンセプトに、若者からビジネスパーソンまで幅広い世代からなる個人の相談はもちろん、企業への訪問カウンセリングや出張ケアを中心とした、メンタルヘルスを取り組んでいます。

　そのカウンセリングの特徴は、心と体を包括的に捉えた「ホリスティック（人間まるごと）」ケア。相談者一人ひとりの未来に焦点をあてながら、対話を主とした丁寧なカウンセリングに加えて、整体やアロマによるオイルケアといった体のケアを取り入れることで、体全体のバランスを整えながら、心身ともに調和のとれた状態にしていきます。

ウェル・カウンセリング・ルームの特徴

- 相談者の主体性を尊重し、「自分で治る力」を最大限に引き出す。

- 過去よりも未来へ焦点をあて、めざしたい姿に向かって今できることを具体的に話し合う。

- 体の施術を通して、体と心の声を聞き、体だけでなく、心の問題を解決する糸口につなげる。

- 「ホリスティック」の考え方から、悩みの一部分だけでなく相談者の全体像を捉えてサポートする。

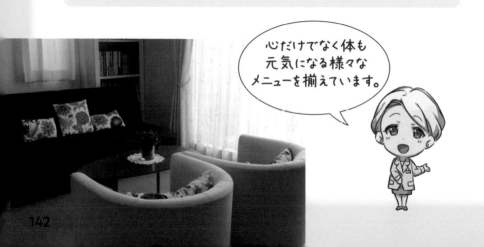

心だけでなく体も元気になる様々なメニューを揃えています。

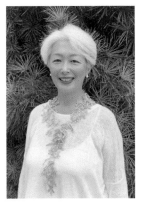

株式会社リプレンスプラス代表。ウェル・カウンセリング・ルーム院長。資格：産業カウンセラー、心理相談員。所属：日本カウンセリング学会会員、日本自律訓練学会会員、日本ホリスティック医学協会会員。経歴・活動：一般企業の人事総務やビジネスマナー講師、海外ブランドの販売管理などを経験後、民間カウンセリングルーム勤務を経て、2007年、東京・渋谷（表参道）に「ウェル・カウンセリング・ルーム」を開室。院長のかたわら、地域のコミュニケーション講座、企業のメンタルヘルス研修の講師としても活躍。「心も体も緩み、軽くなり、元気の湧いてくるカウンセリング」をモットーに、日々相談者と丁寧に向き合い、相談者の可能性を信じてカウンセリングや体の施術に取り組んでいる。

監修者
篠原広美先生

「生きている以上、様々な壁や困難に直面することがあります。どんな悩みであっても、諦めないで、一度、お話に来てください。友達、親子、教師、恋人…など、人間関係の悩みやコミュニケーションについて、お任せください。」

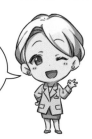

完全予約制だから安心。
まずはお気軽に、
電話かwebから
ご予約くださいね。

Data

ウェル・カウンセリング・ルーム
住所：東京都渋谷区神宮前5-38-13モデクセル神宮前401号
　　　（株）リプレンスプラス内
電話：03-3406-8183
営業時間：【月・水・木・金】11:00〜19:30
　　　　　【土・日】11:00〜18:30（最終受付）
　　　　　※火曜日、祝日定休
HP：http://www.ripplense.co.jp/

● 監修者

篠原広美

株式会社リプレンスプラス代表
ウェル・カウンセリング・ルーム院長

● 監修協力

小山恭子

ガイダンスカウンセラー
日本教育カウンセラー協会上級認定カウンセラー

石川智美

産業カウンセラー
オーラソーマ®カラーケアコンサルタント

金丸直美

産業カウンセラー
栄養士

久慈麻衣子

産業カウンセラー
日本アロマコーディネーター協会認定アロマインストラクター

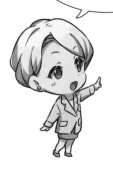

初めはうまく
いかなくても、あきらめず
に続けましょう。

スタッフ

● カバー・本文デザイン
及川真咲デザイン事務所
（内津 剛）

● 本文デザイン・DTP
谷 由紀恵

● 本文イラスト
引野晶代
火照ちげ

● 音声録音
株式会社巧芸創作
（太田洋平）

● ダウンロードサイト
牧野剛士

● 編集協力
株式会社スリーシーズン
（小暮香奈子）
水本晶子

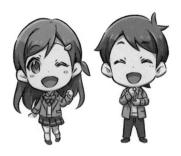